奥村正子
世界大会4回優勝
現役最高齢女子ベンチプレス選手

すごい90歳

ダイヤモンド社

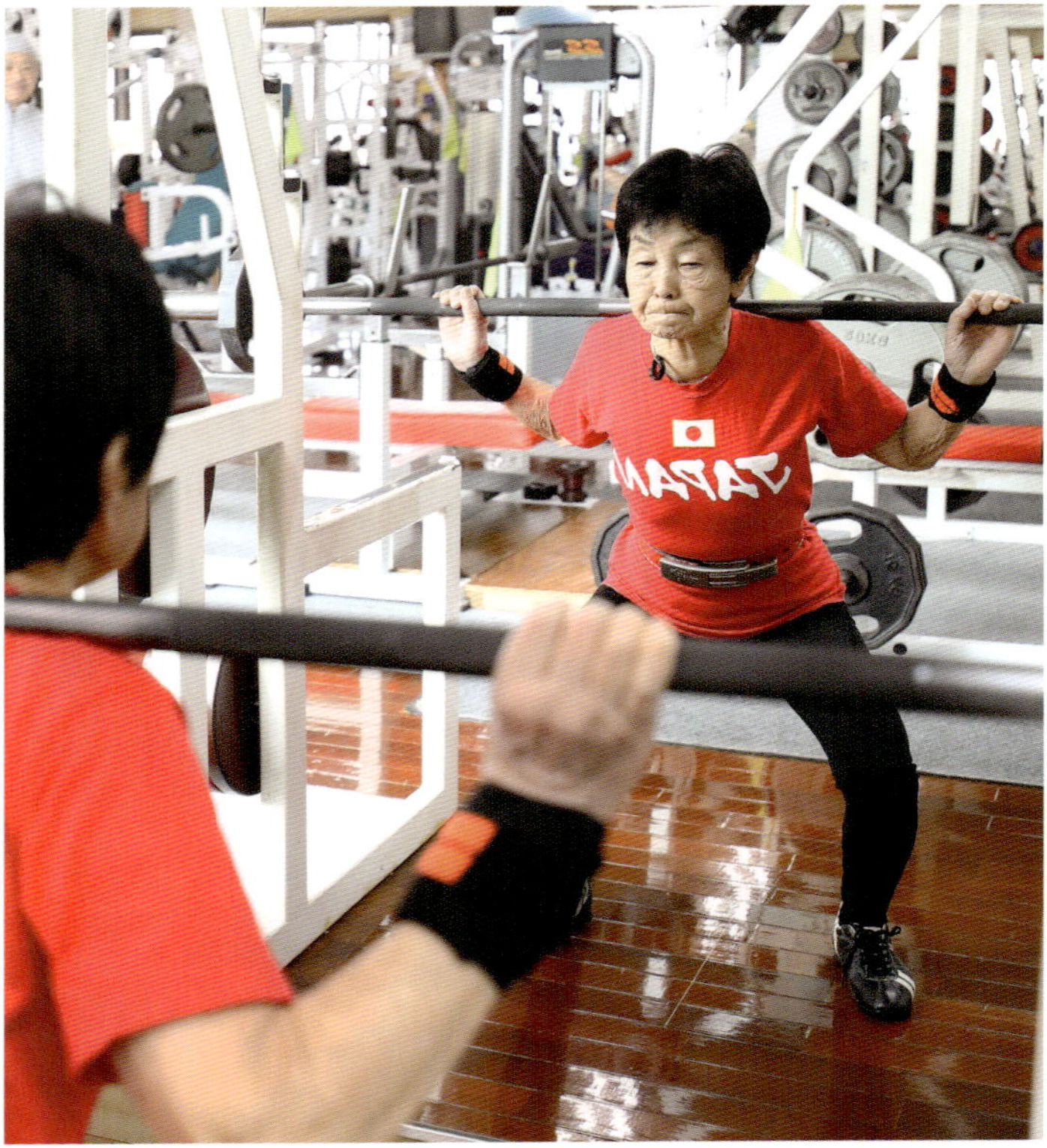

バーベルを担いだスクワットでお尻や太ももなど下半身を強化！

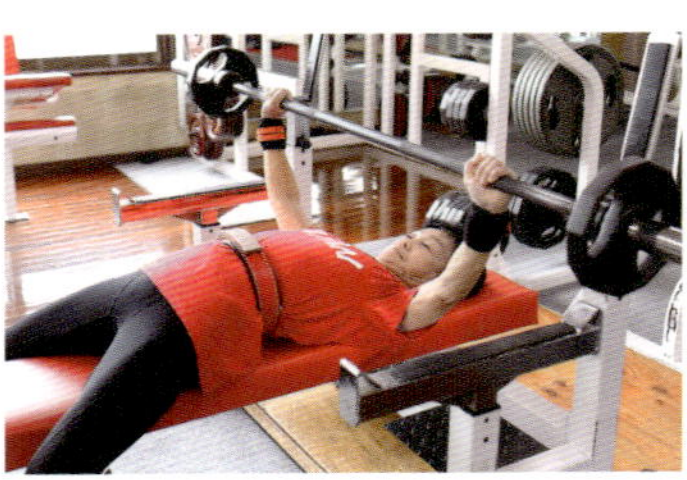

週2回はベンチプレスのトレーニング
20〜40kgのバーベルを何度も挙げる

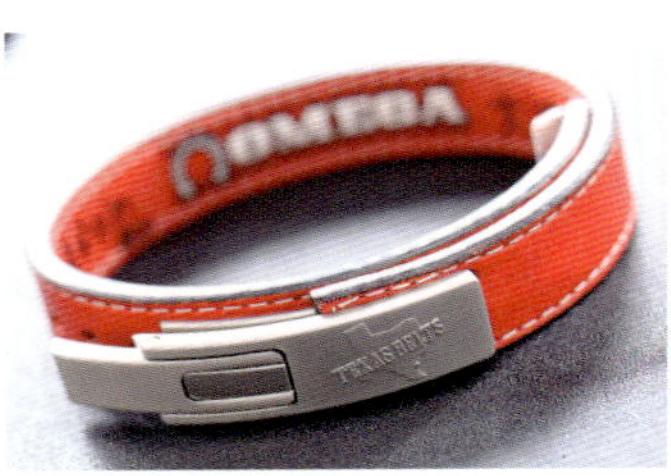

腰を保護しながら体幹が安定し
強い力が出るトレーニングベルト

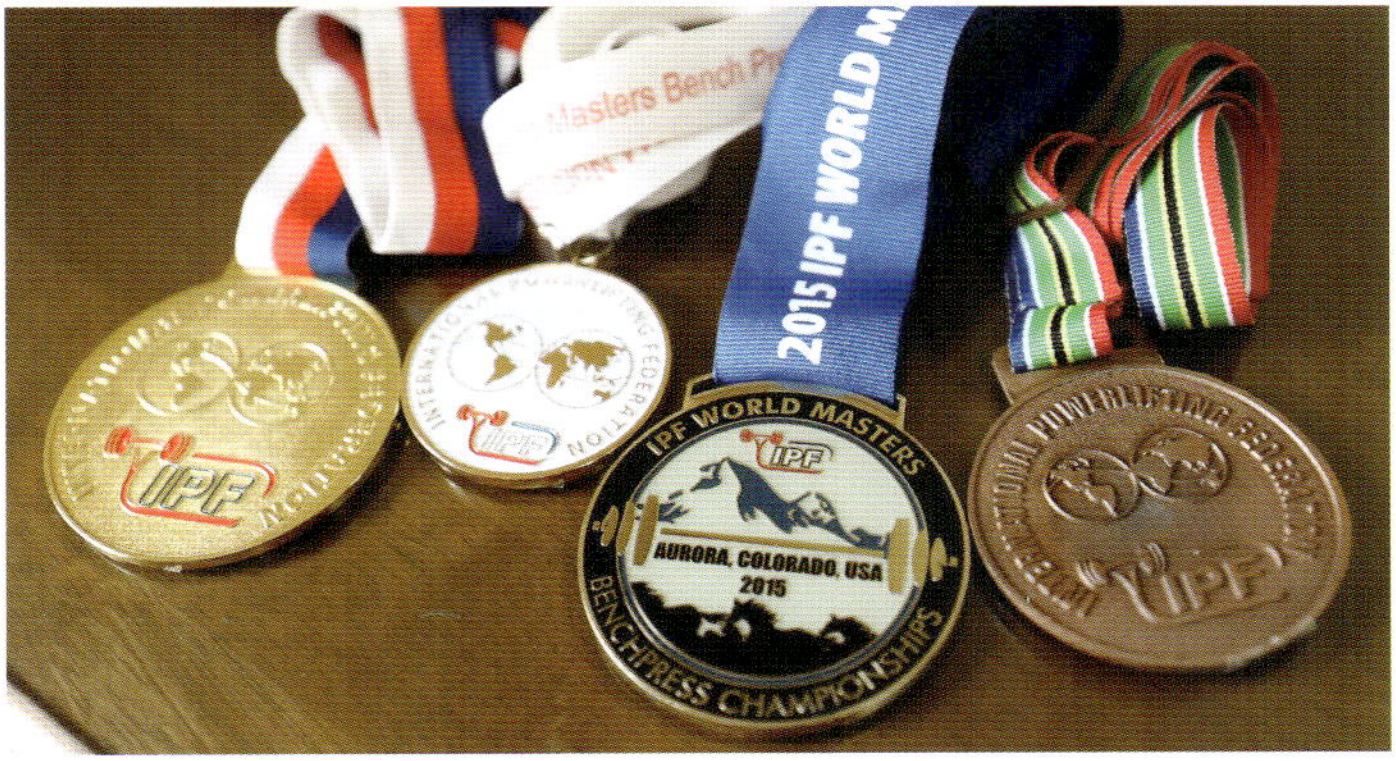

世界ベンチプレス選手権大会（マスターズ）で獲得した4つの金メダル。左から
チェコ（2013年）、イギリス（2014年）、アメリカ（2015年）、南アフリカ（2018年）

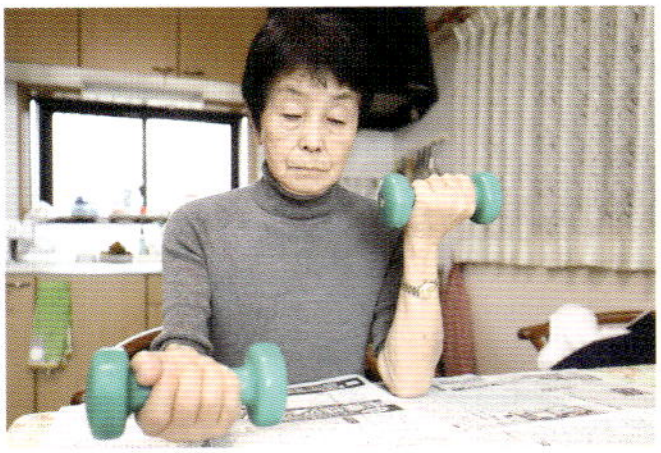

2kgのダンベルを両手に新聞を読み
小まめに筋トレを欠かさない

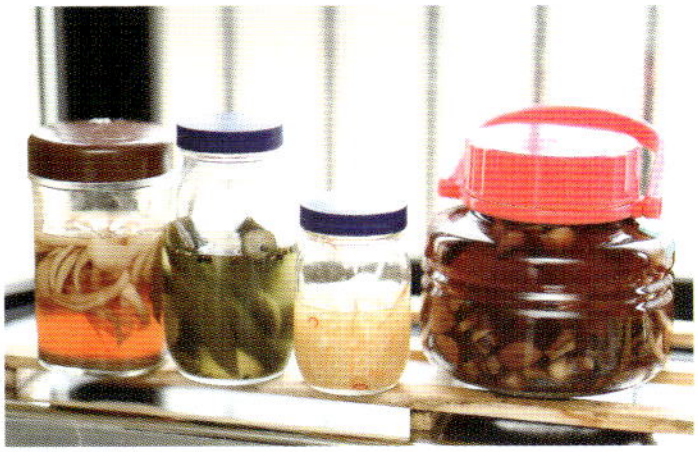

タマネギ、ダイコン、キュウリなど
自家製の野菜酢漬けを常備し疲労抜き

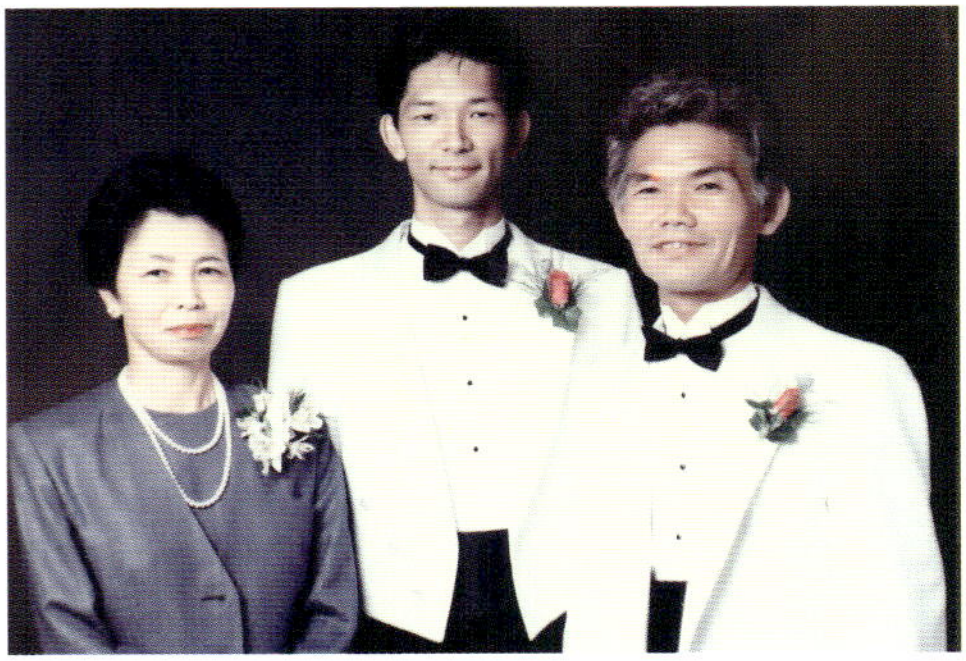

60代前半の奥村さん（左）。夫の肇《はじめ》（右）さんと、長男の由多加《ゆたか》さん（中央）が米メリーランド大学大学院を卒業し、博士号を授与されたときの家族写真

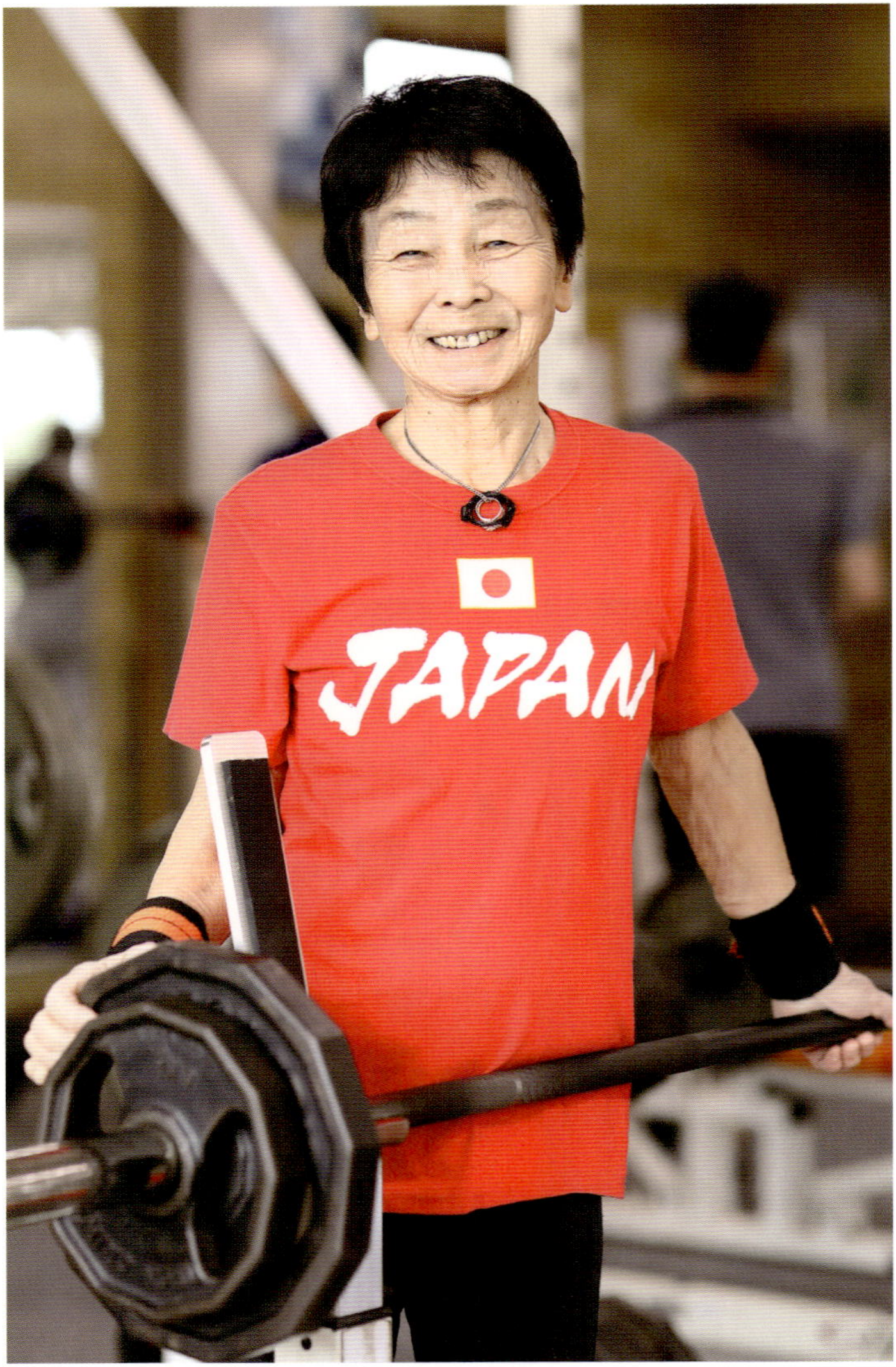

世界大会で4回優勝！　世界最高齢の女子ベンチプレス選手

ふつうの主婦だったのに
72歳で始めたことが
82歳で世界一に
90歳になるいまも現役

目次

第1章

死ぬまで老けない食事術

第2章

1日2食、朝からお肉を食べて元気をつくります

第3章

脳も体も運動でしか鍛えられません

第4章

72歳からのジム通い

第5章

ボケないために私がやっていること

第1章

死ぬまで老けない食事術

体をつくってくれる食べ物を大切にしたい

私は１９３０（昭和５）年生まれで、今年、数え年で90歳になります。

「奥村さんはいくつになってもお元気ですね。健康の秘訣はなんですか？」

そう聞かれると、私は必ず次のようにお答えしています。

「何よりも毎日の食事のおかげですよ」

あとで詳しく説明しますが、私はベンチプレスをやっています。ですから、質問する側は「筋トレのおかげです！」という答えが返ってくると思っているみたい。

そういう人はちょっと意外そうな顔をしますが、私は何より食事を重視しているんです。

私たちの体は、頭のてっぺんからつま先まで、食べ物でつくられています。だから、毎日口にしている食べ物は何よりも大切にしたい。

主人の肇《はじめ》は２０１７年に亡くなりましたが、生きているときは、何をつくっても「美味しい、美味しい」といって食べてくれました。だから毎日の料理もつくりがいがありました。

ひとりになったら、食べるのは自分だけだから、手抜きをしようと思ったら、いくらでもできます。けれど、私は食事が何よりも大切だと考えていますから、手抜きは一切しません。

むしろ、主人とふたりだった頃よりも、食事には気をつけているかもしれない。せっかくいただいた命なのですから、最後の最後まで元気にまっとうしたいですから。

これは主人と生前に交わした約束でもあります。

私は結構、食材をお取り寄せします。

梅干しは和歌山、明太子は福岡、ブドウは山梨……といった具合に、名産地を選んで日本全国から、よいと思ったものは迷わず取り寄せています。

また、お酢やオリーブオイルのように毎日使っている調味料や油も、できるだけよいものを吟味しています。

お取り寄せすると、お金がかかりますよ。私は年金暮らしだから、決して裕福ではありません。それでも、自分の体をつくってくれるものだから、食べ物には妥協したくないんです。

食べ物は安ければ安いほどいい、そんな風潮には賛成できません。

食べ物にはお金を惜しみませんが、その分、洋服なんかにはお金をかけていません。

私はどこへ行くにもジーパンです。ジーパンは丈夫ですから、2本もあれば、3年でも5年でも保ちます。

ジーパンに合わせるTシャツやポロシャツは、ベンチプレスの大会に出て参加賞でもらったものです。大会のロゴがデカデカと入っていますが、別にそのことに恥ずかしさも感じません。

トレーニングをしているので、幸いにも私の体型は娘時代とかわりません。だから50年前に買ったウールのコートが、いまでも着られるんです。

ジーパンのように流行に左右されない洋服を着ていれば、そんなにお金はかかりません。その分のお金を食事にまわせば、健康でいられる。私はそう考えています。

私が外食をしないのは3つの理由があります

若い頃は、あれやこれやと凝った料理をせっせとつくっていたのに、歳をとると料理をつくるのがだんだん億劫になって外食で済ませたり、お惣菜やお弁当を買って食べたりするお友だちが増えてきました。

私は外食を一切しません。お総菜もお弁当も買った試しがない。自分の手足が動くうちは、これからも〝完全自炊〟を続けるつもりです。

実をいうと、自宅のお隣は和食店なの。でも、一度も暖簾《のれん》をくぐったことがありません。ごめんなさいね。

これほどまでに、私が自炊にこだわる理由は3つあります。

1つは、かつてこんな経験をしたことがあるからです。

私は、1回のご飯の量は、おにぎり1個分より少ない70g前後と決めています。長年の経験から、それが私にとってちょうどいいとわかっているの。あるとき、たまには外食してみようと、お店に入りました。定食のご飯の量が多そうだったから、私は注文する際に次のように頼みました。

「ご飯の量を半分にしてください」

すると、接客してくれた若い店員さんから、思いがけない言葉が返ってきました。

「お客さま、ご飯を半分にしても、値段は同じですよ」

その答えを聞いて、私はびっくりしました。そして、悲しくなりました。

私はご飯を減らしてもらった分だけ、値段をまけてもらおうなんて、これっぽっちも考えていませんよ。お金が惜しくて「ご飯の量を半分にしてください」と頼んだのではありません。

私が食べ切れないと、結局はご飯を残すことになります。残したご飯は捨てられてしまいます。

私は、農家が丹誠込めてつくったお米が無駄になるのが嫌だから、ご飯を減らしてくださいと頼んだのです。本来なら食べられる食品が捨てられることを、最近では「フードロス」と呼ぶみたいですね。

ご飯を半分に減らしてもらえたら、その分だけ他の人にご飯がまわせます。そうするとフードロスが避けられて、ご飯が無駄になりません。

古い話になりますけれど、私は戦中・戦後の食糧難の時代に娘時代を送っていました。だから、食べ物のありがたみは骨身にしみているんです。子どもの頃から、大人たちに「食べ物に感謝をしなさい」と耳にタコができるくらいいわれて育ちました。

いつでも好きなときに好きなだけ食べられる。そんな時代に生まれ育った若い人たちには、食べ物のありがたみがわからないのかもしれません。

でも、時代はつねにかわるもの。飽食の時代がこの先もずっと続くとは、誰も断言できません。

いつまた、食糧難の時代に逆戻りしないといい切れるでしょうか。

私は毎朝、新聞を隅から隅まで読んでいますが、日本の食料自給率が低いという記事をよく見かけます。ちょっと調べたら、日本の食料自給率は40%を切っているそうです。60%以上は海外から食べ物を輸入しているのですね。

外国から食料が入ってこなくなったら、食べるものに困る人が出てくる可能性だってあります。

この瞬間も、ご飯が食べられない人は大勢います。日本では飽食の時代といっていますけど、世界の9人に1人は栄養不足で飢餓の危機に瀕しているそうです。そう思いを巡らせたら、食べ物は一切無駄にできませんよね。

きれいに調理するからこそ料理に魂がこもるのです

私が外食をしない2つ目の理由は、衛生面です。

料理を運んできてくる女性が髪をまとめていなかったり、爪が長かったりすると、私は衛生面が気になってしまいます。ちょっと心配症なのかしら。

髪をまとめていないと、髪の毛が料理に入ることだってあります。若い人のなかにはファッションの一部として爪を伸ばしている人がいるのかもしれませんが、爪だって短く切らないと、ばい菌が入らないか、不安になってしまいます。

それというのも、私の母親は、調理の衛生面にはとくにうるさい人だったから、その考えが私にもすっかりしみついているんです。

私たちの時代には、料理をするときは割烹着を着て、頭にはほっかぶりするのが当たり前でした。爪だって短く切っていました。

思い返すと、母親は私が縁日で買い食いをするのさえ許してくれませんでした。やはり衛生面が心配だったのでしょう。その気持ちを知らない私は、お友達と同じように買い食いがしたくて、母を秘かに恨んだものです。

私の娘時代、お友達はオヤツにちくわを食べていましたが、私は食べさせてもらえませんでした。

昔はいたるところにハエがいっぱいいましたから、母親は「ちくわをつくるとき、穴のなかにハエがこっそり卵を生んでいるかもしれない」なんていっていたものです。

たぶん、それは母親の考えすぎなのでしょうが、そういうわけで私は結婚するまでちくわを食べた経験が一度もありませんでした。もっとも、初めてちくわを食べたときは、そんなに美味しいとは思えなかったですけれど。

私が外食をしないのを知っていて、「いいレストランがあるから、一緒に行きましょうよ」と誘ってくださるお友達もいます。でも、そういうお友達の始めの一言は「あの店は安くて、お腹がいっぱいになるのよ」ということが不思議と多いです。

そう誘われても、私の食指はピクリとも動きません。

だって安いのには、必ず何か理由があるでしょ。人件費を抑えるために、腕に覚えのない店員さんが調理をしているかもしれないし、食材だって安い冷凍の輸入物を使っているかもしれません。

そう考えると、多少面倒でも、素性がはっきりしている食材を買ってきて自分の手で調理して食べたいと思うんです。

私が外食しない3つ目の理由は、食べるのが遅いからです。

私の娘時代の戦中・戦後は、食べる物が手に入らなくて本当に苦労しました。なんでも食べられるだけでありがたかった。

野菜がないから、道端のタンポポを摘んできて、茹《ゆ》でて食べたりするのは日常茶飯事でした。野原や土手なんかでノビル（ネギ）が獲れて食卓に並んだら、「今日はご馳走ね！」と喜んでいたくらいです。

いまも、どんな食べ物も無駄にしたくないという気持ちがありますから、私には一口一口感謝しながら嚙んで食べる習慣が身についています。ひと口ごとに40回くらい嚙んでいるから、食事が遅くなってしまいます。

お友達と一緒にご飯を食べに行ったとしても、みんなが先に食べ終わって、私のために待たせてしまうのは申し訳ないと思ってしまう。だから、外食はしたくないのです。

揚げ物が食べたくなったら朝からカラッと揚げます

私は外食しないばかりか、出来合いのお惣菜もお弁当も買いません。だって誰がどんなふうにつくって、何が入っているのかわからないもの。

スーパーマーケットで食材を買っていると、私よりもうんと年下の老夫婦がお惣菜やお弁当を買っている場面に出くわすことがあります。

お惣菜やお弁当のおかずは、傷まないように唐揚げやフライなどの揚げ物が多いですね。たまに揚げすぎて、真っ黒になっているものを見かけることもあります。

残り物を二度揚げしているスーパーもあるって話も聞きますけれど、真っ黒になった揚げ物を見ると、その噂はホントかもしれないと思っちゃいます。

揚げてから時間が経ったらぜんぜん美味しくないし、きっとあぶら（脂・油）が酸化してしまって体にもよくないでしょう。

スーパーで揚げ物のお惣菜やお弁当を買っている人を見かけると、「自分の健康が大事だと思っていないのかしら?」と他人事ながら心配になります。

私も揚げ物は好きですよ。でも、やっぱり揚げたてじゃなきゃ美味しくいただけません。

主人は生前、天ぷらが好きだったので、うちでもよくつくりました。ひとりになってからは、回数が減りましたけど、食べたくなるとたまに朝から揚げています。

私が調理に使うのは基本的にオリーブオイルですが、揚げ物だけはゴマ油を使っています。そのほうが風味豊かになりますし、からっと軽く揚がりますから。揚げるのは、ニンジンとかアスパラガスとか、野菜が多いです。たまに奮発して、むきえびとタマネギでかき揚げをつくったりもします。

先ほどさらっと「朝天ぷらを揚げる」といいましたが、食べるのは朝です。「朝から天ぷら?」と驚かないでください。朝こそ、1日の元気をチャージするために、ボリュームのある食事をするべきなのです。

朝の天ぷらは、最高に美味しいですよ。多少油っこい食事をしたとしても、朝ならその後、1日中動きまわるのですから、贅肉《ぜいにく》になる心配もありません。

外食で食べ物の無駄や衛生面を気にかけたり、お惣菜やお弁当の栄養面を心配したりしてストレスを感じるくらいなら、はなから外食をせず、お惣菜もお弁当も買わないほうがずっとマシです。

そう思って、私は今日も自宅の台所に立っています。

歳をとったら粗食ではなく栄養があるものを腹八分目

歳をとると粗食がいいと聞きますが、私は違うと思うなぁ。

いつまでも元気ですごすためには、たんぱく質やビタミンなどの栄養素が不足しないように、きちんと摂っておかないといけないと思うんです。

「粗食」と「腹八分目」をとり違えている人が多いんじゃないかしら。

私は子どもの頃、母親から「食事は腹八分目にしなさい」と厳しくしつけられました。いまでもその教えは守っていますが、栄養がある食べ物を腹八分目で摂るのが健康の秘訣だと、私は信じています。

一時期、お肉はよくない、あぶら（脂・油）はよくないと騒がれていたことがあったでしょう。私のお友達にも、お肉もあぶらも控えている人は大勢います。

お肉もあぶらも絶対に必要だと思いますよ。私は朝からお肉を食べていますが、お肉もあぶらも控えている人より、私のほうがずっと元気だもの。

お肉にはたんぱく質もビタミンもたっぷり。お肉はあぶらの少ないヒレ肉よりも、適度にあぶらがのったロース肉のほうが私の好みです。

そもそも、あぶらは美味しいのよ。

けれど、ヘンなお肉、ヘンなあぶらは避けるようにしています。

私は多少値が張るけど、牛肉は常陸牛《ひたちぎゅう》という地元の銘柄牛を買っています。それは、誰がどんな育て方をしているかがわかって、信頼できるから。

アメリカなんかから輸入された牛肉だと、牛が何を食べて、どんな育てられ方をしているのかわからないから怖いの。私たちの体が食べ物からつくられているように、牛肉だって飼料で健康状態はかわります。

数年前、中国から輸入された鶏肉の安全性が大きな問題になったでしょう。私は「やっぱりね」と思いました。

とはいえ、国産ならなんでも無条件に信頼できるわけではないでしょうから、国産でも産地にはこだわっているんです。

油もそう。サラダ油の摂りすぎはよくないそうですね。うちにはサラダ油は置いてません。さっきお話ししたように、天ぷらはごま油を使いますけど、それ以外の調理に使うのは全部オリーブオイルです。

それもオリーブの実を絞ったきりで、余計な手をまったくかけていないエキストラバージンオリーブオイルと決めています。

食生活は規則正しく体重は毎朝量っています

私は食事のリズムを大切にしています。リズムが崩れて食事量が多すぎたり、少なすぎたりするのはよくないと思うの。

お友達から「昨日美味しいお店に行って、ついつい食べすぎちゃった」という話を聞くことがあります。

食べすぎると体重は増えますし、太りたくないからといって食事を抑えると体重は落ちます。そういう波があるのがよくないんです。

だから、私はいつもきっちり同じ量を食べています。

私の場合、ベンチプレスの大会に備えて、日頃から体重を一定範囲内にキープしなくちゃいけないという、ちょっと特殊な事情もあります。

私は47kg級の選手なので、体重がそれ以上増えすぎないように気をつけています。

そうかといって体重が落ちすぎると、力が出ないのでベンチプレスが思ったように挙がりません。そうならないように、私は日頃から47kg前後に保っています。

これもトレーニングのうちなんです。

夜眠る前の日課は、体重を量ること。そして、朝起きてすぐの日課も、体重を量ること。そうやって自分の体重の変化をずっと見ています。

毎日体重を量っていると、面白いことに気がつきます。夜の体重より朝の体重のほうが、いつもだいたい500gほど減っているの。

私はこの歳になっても、夜中トイレに起きることはありません。それなのに、なぜ体重が減るのかと不思議に思って調べてみると、トイレに行かなくても寝ている間の呼吸や発汗で水分を失っているんですね。

お風呂に入ってから寝ているのに、朝起きると少し汗臭い感じがするのはそのせいかしら。

私のようにベンチプレスをやらない人でも、食事の凸凹を抑えて毎日体重を量り、上下動をできるだけ少なくしたほうがいいんじゃないかしら。

そのほうが健康的だし、きっと体調もいいはず。食事量がかわっていないのに体重が急に落ちてきたら、何かの病気のサインかもしれません。

「ぜんぜん食べていないのに、太ってきちゃった」とこぼすお友達もいますけど、食べていないのに太る道理はありません。たぶん、無意識に甘い物や何かを食べすぎているんじゃないかしら。

体はどこまでも正直なものです。寝ている間に水分を失ったら、その分だけきっちり体重が落ちるのが人間の体です。

だから、いつも腹八分目を守って、体重をキープしたほうがいいと私は思っています。

外食しないのはもちろんできるだけ自家製で手づくりします

私はモノのない時代に育ちましたから、できるだけ自家製、手づくりにこだわっています。母親がなんでも自分でつくる人だったから、私もこの歳までそれが身についていているんです。

「三つ子の魂百まで」っていいますけれど、3歳をすぎてからの教えも90歳になるまで覚えているものですね。親の教えというのは、本当にありがたいものです。

私の娘時代には、女の子は料理がひと通りできないといけないといわれていました。いまの時代だと、女性差別だと怒られてしまうかもしれませんね。

「多少器量が悪くても、料理が上手ならもらい手はいくらでもいる」

そういわれて私は育ちました。女は男の胃袋を捉まえるのが重要だという考えが、昔は根強かったのです。

「たとえ器量がよくても、まともな料理もつくれないようでは、男は他の女のところにふらふらと行ってしまうかもしれない」

そう脅されて育ちましたから、私は小学校5年生から母親と一緒に台所に立ち、料理をつくっていました。

それがいまでも習慣になっているので、日々の調理はちっとも苦ではありませんし、なんでも手づくりする癖がついています。


私はもずく酢を毎朝のように食べていますが、これも自家製なんです。生のもずくを買ってきて、お取り寄せしたお酢で漬けています。砂糖は使わず、これもお取り寄せしているハチミツで少しだけ甘みをつけます。

「どんなものだろう」と興味を持ち、スーパーで売っている既製品のもずく酢を買って食べたこともありますけど、私には甘すぎて美味しくありませんでした。


ひじきも好きです。干しひじきを水で戻してから茹でて、千切りにしたリンゴと一緒に混ぜて食べると、とても美味しいんですよ。これは私が考えたオリジナルの食べ方です。

たくさんつくっておいて1回分ずつ小分けにして冷凍しておけば、いつでも好きなときに栄養たっぷりのサラダを1品追加できて便利です。

もずくやひじきのような海藻はビタミン、ミネラル、食物繊維が豊富で、健康にすごくいいそうです。

世界を見まわしても、こんなに海藻を食べているのは、日本人くらいのものだと聞いたことがあります。ひょっとしたら、それが日本人が健康で長生きな理由の1つかもしれませんね。

疲れてもちょっとした工夫で元気が回復します

私が「疲れたな」と感じたときに飲むジュースがあります。それはニンニクをブルーベリー酢で漬けたものです。

お酢もニンニクも、昔から疲労回復に効くといわれています。ブルーベリーも健康によいと聞きます。ですから、ニンニクのエキスが溶け出したブル

飲んだら翌朝には疲労回復
ニンニク入りブルーベリー酢のつくり方

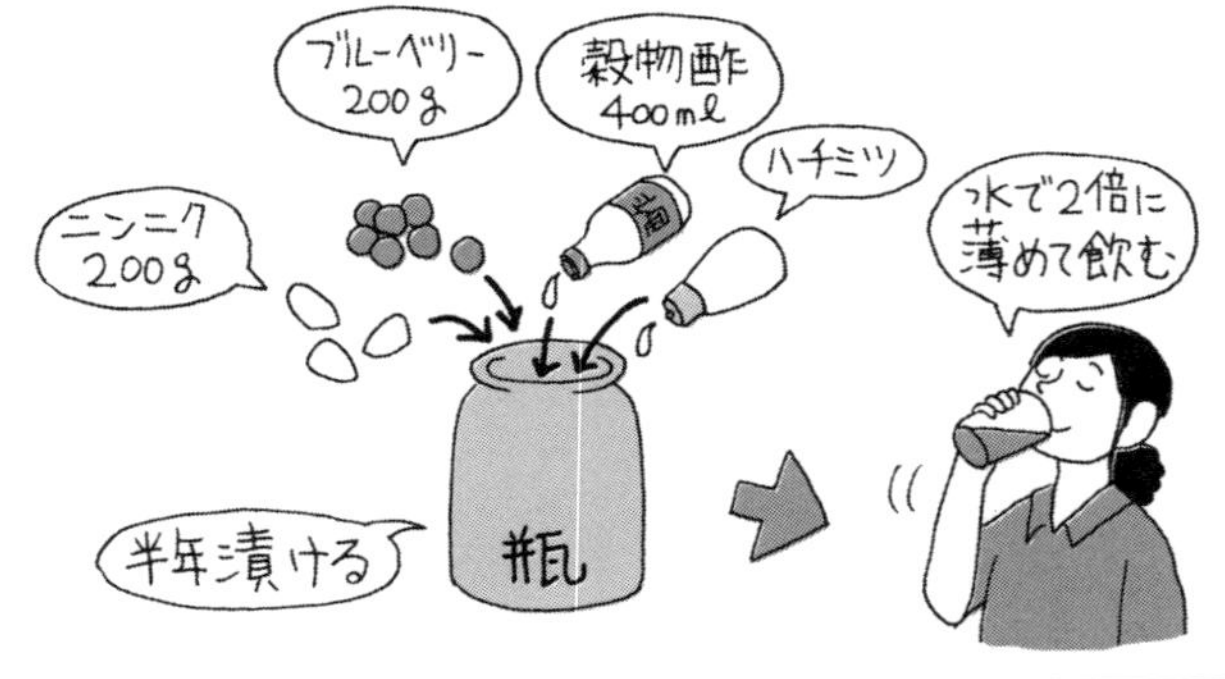

ーベリー酢は、いわば一石三鳥。そのまま飲むと酸っぱすぎるので、水で2倍に薄めて飲んでいます。

とくにベンチプレスのトレーニングで「今日は頑張ったから、少し疲れが残るかもしれないな」と感じた日は、このニンニク入りブルーベリー酢を飲んでから眠るようにしています。

すると、翌朝起きたら、疲れが全然残っていないんです。体が軽くて、翌日もトレーニングに行けそうなくらい元気になります。

いろいろと試してみたのですが、私にとって疲労回復に役立つのは、この

ご飯やお酒のおともになる
フキ味噌のつくり方

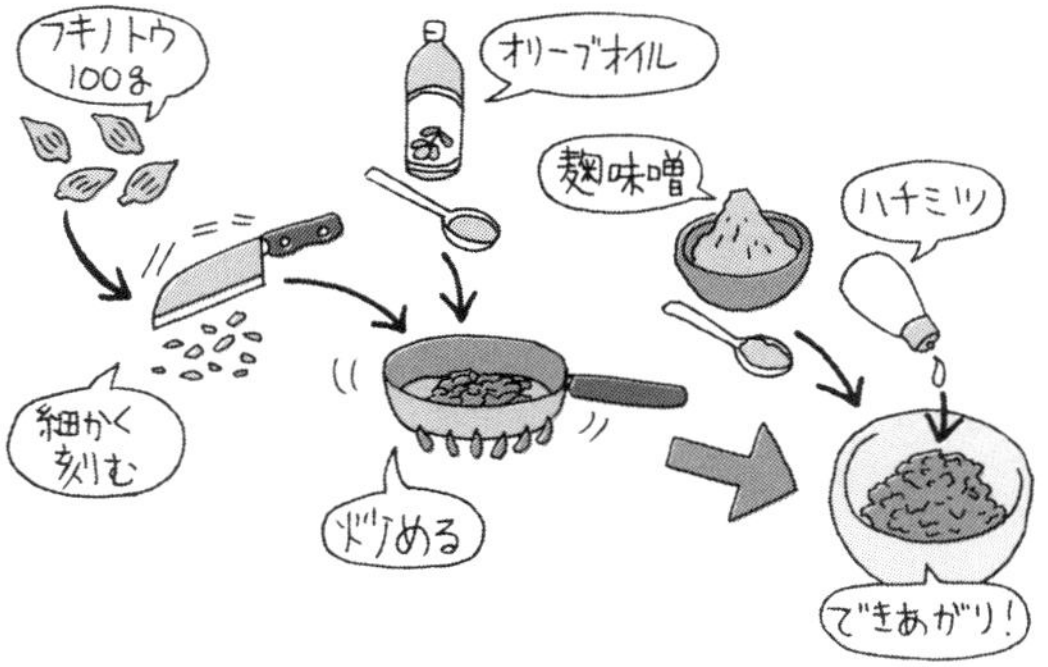

ブルーベリー酢だったのです。

ご飯やお酒のおともになる常備菜も自家製です。よくつくり置きしているのは、フキ味噌です。

うちの庭にはフキを植えているんです。春になってフキノトウが出てきたら、収穫してフキ味噌にしています。

フキ味噌のレシピは、私が自分で考えました。フキノトウの下ごしらえを済ませたら、細かく刻んでから一度オリーブオイルで炒めます。それを麹味噌にハチミツを入れて伸ばしたものと合わせるだけ。

いらしたお客さんにお茶請けでお出

春の季節限定!

八重桜の花漬けのつくり方

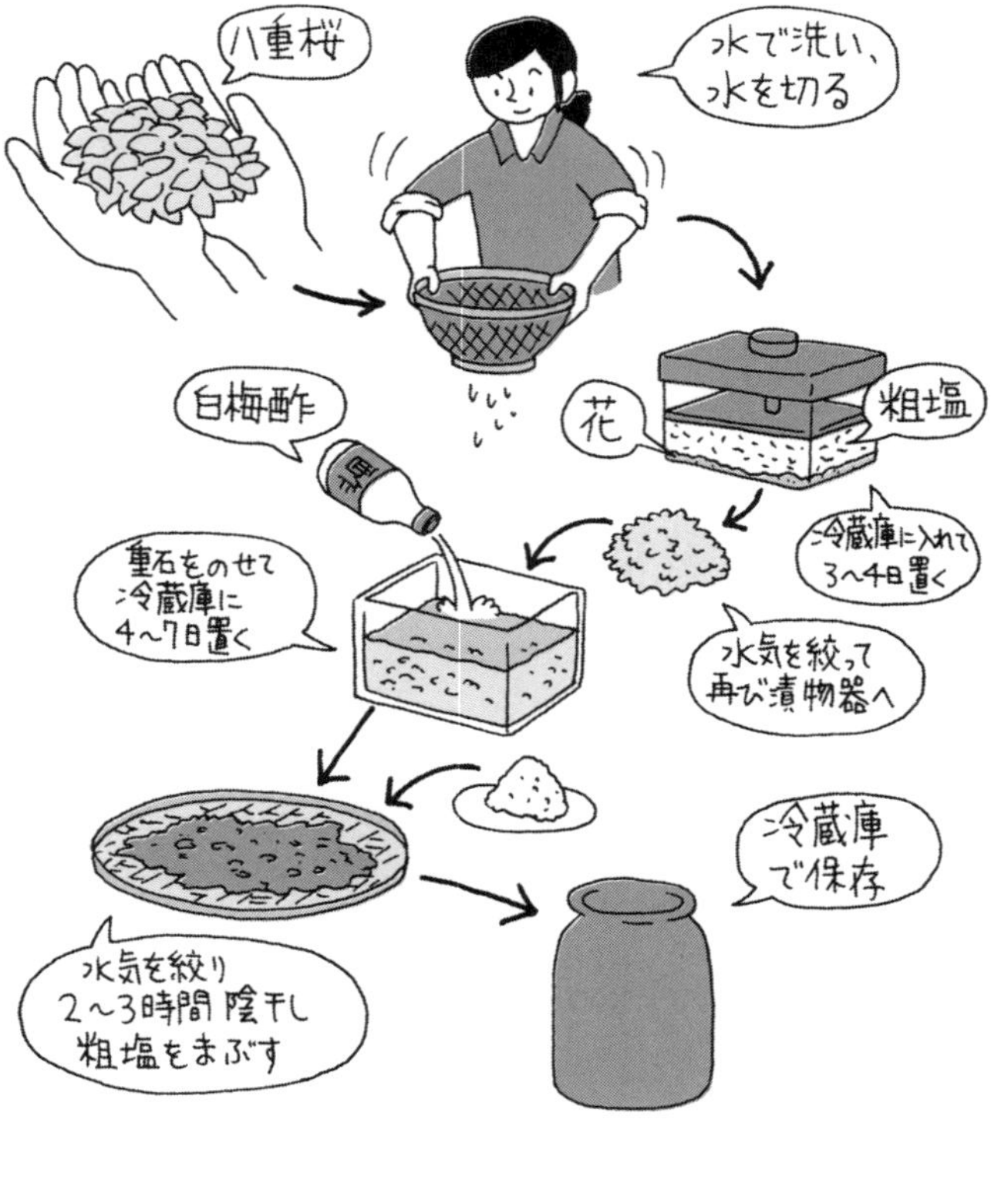

しすると、「美味しい、美味しい」と喜んでくださいます。欲しいとおっしゃる方には、お土産に差し上げます。フキをしょうゆとお酒で煮つけて、伽羅《きゃ》羅蕗《らぶき》をつくることもありますよ。

桜の季節には、桜の花を漬けます。よく洗った八重桜の花弁を、塩とお酢と混ぜて漬け物にするんです。ご飯に混ぜて食べるととても美味しいです。

フキや桜のように季節を感じさせる食材を使うと、季節の移りかわりが実感できます。それも四季のある日本という国に生まれてきたからこその贅沢な楽しみではないでしょうか。

水も1つの栄養素
脱水しないようにこまめに摂っています

私は水分が不足しないように、つねに気をつけています。水分も重要な栄養素だからです。いわゆる栄養は入っていないけれど、水分が不足したら血液がドロドロになって、血流が悪くなります。

体の70％は水だとよくいわれます。赤ちゃんなんかは、体の80％前後は水だそうです。でも、それは若い頃の話。歳をとると水分量が減ってきて、高齢者では水分量が体の50％にまで減ってしまうとか。

水分の多くは全身の筋肉に蓄えられていますが、高齢者は筋肉量が減るから、水分量も減ってしまうそうです。

歳をとるから水分量が減るのか、水分量が減るから歳をとるのか。ニワトリと卵の話みたいですが、私は水分が減るから歳をとることもあると思うんです。血液がドロドロだと、きっと老化も進むでしょうから。

私の娘時代は、近所の川の水は澄んでいました。夏の川遊びのついでに飲んでしまっても美味しかったんです。それだけ水がきれいだったのでしょう。いまでは川の水もすっかり濁ってしまいました。どんな悪いものが入っているのか、わかったもんじゃありません。

その川の水から水道水をつくっているわけですから、いくら浄水場できれいにしても限界があるんじゃないかと私は思っています。だから私は水道水ではなく、天然のミネラルウォーターを飲んで、調理にも使っていました。

海外でベンチプレスの試合があるときは、日本からわざわざミネラルウォーターのボトルを持参します。2ℓを2本、これだけで4kgになりますが、海外の水事情はわからないし、すぐにミネラルウォーターが買えるとも限らないから、2日分くらいは持参していきます。

主人が亡くなってからは、ミネラルウォーターをまとめ買いしても受け取りが大変なので、自宅の蛇口に浄水器をつけて、その水を飲用にも調理にも使っています。

私は間食をほとんどしませんが、コーヒーと紅茶は好きでよく飲んでいます。それも水分補給のためです。コーヒーも紅茶も、砂糖やミルクを使わないブラック、ストレート。甘みが欲しいときには、いただきもののビスケットやクッキーを1枚くらい食べることもあります。

コーヒーを1日何杯以上飲むと糖尿病に罹《かか》りにくいという話も耳にしますが、私は健康のためにコーヒーを飲んでいるわけではありません。単に好きで飲んでいるだけ。

どうせなら美味しく飲みたいので、コーヒーも紅茶も評判のよい銘柄をお取り寄せして飲み比べしています。

コーヒーも紅茶も、産地で味わいがずいぶん違うんです。そういう違いを楽しむのも息抜きになります。

ただコーヒーにも紅茶にもカフェインが入っていて、トイレが近くなりやすいのが難点です。緑茶にもカフェインが多いようですね。

私は夜中にトイレに起きなくてもいいように、午後3時以降はコーヒーや紅茶のようにカフェインが入っている飲み物は飲まないようにして、ただの水で水分補給しています。

水分補給は常温か温かい飲み物で体を冷やすと体調が崩れます

私は水分を補給するとき、冷たいものは飲みません。

私にとって冷たいものは、せいぜい常温くらいのものです。水は必ず常温で飲んでいますし、コーヒーや紅茶、牛乳だって、必ず温かくして飲みます。体は決して冷やしてはいけません。冷たいものを飲みすぎると、お腹を壊して体調が悪くなってしまいます。私はアイスクリームを食べると、テキメンにお腹を壊してしまいます。

体を温めると免疫力が上がって、冷やすと免疫力が下がるとよくいわれます。がん細胞だって、温めると死んでしまうそうじゃないですか。昔の人が「体を冷やすな」と口を酸っぱくしていっていたのは、たぶん正しいのです。

夏になると皆さん冷たいものを召し上がりますよね。私は真夏でも水分補給の飲料は常温ですし、冷たいそうめんよりも、温かいうどんを食べます。

これには、主人の教えも影響しています。

主人は6月から10月までの5か月間、冷たいものはもちろん、お刺身などの生モノを一切食べませんでした。それこそ、徹底していました。

「この間の日本は高温多湿だから、ただでさえ体調を崩しやすい。そんなときに冷たいものや生モノを食べたら危ない。高温多湿だと、ばい菌も繁殖しやすい。いくら鮮度のいい刺身だって、目に見えないばい菌が潜んでいないとも限らない」そういうのです。

主人が亡くなってからも、私はこの教えを守り、6月から10月までは生モノを食べないように気をつけています。

水分不足だとエコノミークラス症候群や熱中症のリスクが高まります

近年の日本列島は、地震や大雨などの自然災害が多いですよね。災害に遭って避難生活を送っていると、水分不足に陥りやすいと聞きます。断水して水が自由に使えなくなるうえ、避難所などではトイレ環境も悪くなるので、トイレに行く回数を減らそうと、水分補給を控えるようになるからだそうです。

こうした水分不足は、いわゆるエコノミークラス症候群（急性肺血栓塞栓《けっせんそくせん》症）の一因となります。水分不足のうえに、狭い場所で長時間同じ姿勢でいると、脚の静脈に「血栓」という血の固まりが生じやすくなります。それが立ち上がったタイミングなどに血流で流れて、肺の血管で詰まってしまうのです。本当に怖いですよね。

新聞報道によると、２０１１年の東日本大震災では、エコノミークラス症候群などによる災害関連死は、約３７００人にのぼったそうです。その９割近くが66歳以上だったとか。

日本は自然災害大国ですから、万一のときに命を落とさないように、最低限、水だけは常備して、日頃から飲む習慣をつけたいものです。

水分不足は熱中症の引き金にもなります。昔でいう日射病、熱射病ですね。熱中症は、暑さで体温が上昇して、汗をかいて脱水した結果、体温が高くなって下げられなくなって生じます。

炎天下の屋外でスポーツや畑仕事などをすると起こりやすいのですが、高齢者は室内でもよく起こすそうです。

高齢者は暑さに気づきにくくて、体温を下げるために汗をかく能力も落ちているので、室内でも熱中症に罹りやすいのだそうです。

熱中症を予防するには、炎天下での活動を控えて、冷房を適度に使って体温が上がりすぎないように気をつけながら、適度な水分を摂ることが欠かせません。私も夏場は庭仕事を控えています。日頃から水分は意識して摂っていますが、暑い季節はより意識的に水分補給をしています。

水分不足の怖さを思い知らされた出来事に遭遇しました

私自身、水分不足の危険性を深く痛感しています。

実は2つの〝事件〟があったからです。

1つ目の事件は、日本代表選手の一員として2016年にデンマークのロドビーで行われたベンチプレスの国際試合に出場したときに起こりました。

私は飛行機に乗っても水をたくさん飲みますから、いつでもトイレに行けるように通路側の席を予約します。トイレに立ったら、ついでに飛行機の通路を歩きまわり、血液がドロドロにならないように気をつけているんです。

それまで日本代表選手の団体ツアーを仕切ってくれていた旅行会社の添乗員は、私の希望を踏まえて、行きも帰りも必ず通路側の座席を押さえてくれていました。

ところがデンマークへの遠征では担当者がかわり、何かの手違いで私の要望が伝わらず、通路側の席が押さえられませんでした。

私の席は4席並びの中央という、トイレに行きづらいポジション。しかも、お隣の席には、ひときわ体の大きな白人男性の方が座っていました。


それでも、水分を補給しないと体調が悪くなる。そう思った私は水を飲み続けて、一度は「すみません、トイレに行かせてください」とお隣の外人さんに頼みました。

彼は「ああ、もちろんいいですよ」とすぐに席を立って、私を通してくれました。そしてトイレから戻ってくると、なんと彼は座らずに立ったまま、私が戻ってくるのを待ってくれていたのです。

そのときは「サンキュー!」と感謝して席に戻りましたが、毎回これをやられたら、申し訳ないという気持ちになり、それからは水分の摂取を控えて、トイレを我慢して、とうとう現地に着くまで一度も席を立ちませんでした。

それが悪かったのでしょうね。飛行機が到着したときには血液がドロドロになったのか、脚が少しつっている感覚がありました。あとで知らされたのですが、エコノミークラス症候群の一歩手前だったのです。

運悪く、そのときはスケジュールにまったく余裕がなく、到着した翌日に試合が設定されていました。もう少し時間的な余裕があれば、回復できたかもしれませんが、歳をとると回復も遅くなるものです。

翌日の試合では、脚がつって満足に正しいフォームをつくることができず、重量45kgの試技は、3回とも失格（DSQ）になってしまいました。

同じ代表チームの女性に経緯を打ち明けたら、「そんなの気にする必要はないわよ。トイレに行きたくなったら、何度でも席を立ってもらったらいいのよ」と叱られてしまいました。でも、私の世代は「人に迷惑をかけるな」という教育をされていますから、なかなかいい出せないものなんです。

けれど、はるばるデンマークまで出向いて失格になるという事態に見舞われて、私も考え方をかえました。

次に同じような機会があったら、事情を話して必ず通路側を手配してもらえるように念を押し、万一通路側がとれなかったら何度でも「トイレに行かせてください！」と頼んで、二度と同じ失敗を繰り返さないつもりです。

皆さんも飛行機に乗る機会があったら、水分補給を怠らず、トイレへ行きやすい座席を予約するようにしてくださいね。

まさかの脳梗塞が発覚 でも鍛えていたおかげで手術せずに治りました

水分不足によると思われる次の大事件は、脳梗塞でした。

脳梗塞とは、脳の血管が詰まってしまう病気です。元読売巨人軍の大スター長嶋茂雄さんや、２０１８年に亡くなった歌手の西城秀樹さんも脳梗塞を患っていらっしゃいました。

私はベンチプレスの世界大会に行く前には、必ずかかりつけ医に精密検査をお願いして体調をチェックしています。

年齢が年齢ですから、遠征中に何かあったら周囲の方に迷惑をかけますし、私だってせっかく遠方まで足を延ばすのですから、ベストのコンディションで全力を出し切りたいからです。

２０１７年にリトアニアのカウナスで開催された世界大会の直前、かかりつけ医に診てもらうと「脳のＭＲＩを撮ってみましょうか」といわれました。

「先生、脳のＭＲＩなら３年前にも撮りましたよね」

「３年前は３年前、いまどうなっているか調べておきましょう」

こういうやりとりがあり、念のためにＭＲＩを撮ってもらいました。

撮り終わって待合室で待機していると、顔なじみの看護師さんが長い廊下の向こう側から車椅子を押してやってきました。それを私の目の前に停め、こういいました。

「奥村さん、これに乗ってください」

「えっ、なんで私が車椅子に乗らなきゃいけないの？　この病院にも歩いてきたし、スクワットもできるし、どこも悪くないのに」

「先生からの指示ですから」

「先生からの指示って一体何よ？」

「診察室に行けば、わかります」

そう諭されて診察室で先生に見せられたのは、脳の左側のＭＲＩに写っている大きな影でした。赤ちゃんの拳《こぶし》くらいの大きさがあったでしょうか。

「奥村さん、これは脳梗塞です」

かかりつけ医にそういわれた瞬間、私は頭が真っ白になり、心でこう叫びました。

「あぁもうダメだ。これでベンチプレスはもうできない。どうしよう！」

即座に入院となりました。でも、幸いなことに手術は避けられました。先生は「大きさの割には良好ですから、薬で治しましょう」と説明してくれました。

もしも、先生のアドバイスを無視してＭＲＩを撮っていなかったら、行きの飛行機で発作を起こしていた可能性もあります。健康診断はやはり欠かせません。

それから12日間に渡って24時間、４種類の薬を点滴で入れ続けました。詳しくはわかりませんが、脳に詰まった血の固まりを溶かす薬だったようです。これを続けているうちに、赤ちゃんの拳ほどもあった影が、奇跡的に問題のないレベルまで小さくなってきました。

それを目の当たりにして、私は「これなら世界大会にギリギリ間に合うかもしれない！」と思いました。

発覚した当初は、「もうベンチはできない！」と絶望していたのに、２週間足らずで180度かわるなんて、振り返ってみても自分に呆れます（笑）。「世界大会に間に合うかもしれない！」と喜ぶ私に、先生は優しく首を振ってこう語りかけました。

「今回は諦めてください。だって奥村さんには、まだまだ先があるでしょ。完全に治したら、またいくらでも大会に出られますよ」

この言葉を聞いて、私は心の底から嬉しくなりました。もうすぐ90歳になろうとしているのに「まだまだ先がある」と先生がいってくださったからです。

そこで私は、「よし、不死鳥になってやろう！」と決意しました。先生の言葉でまたやる気が蘇り、脳梗塞が発覚してから1年後、南アフリカで行われた国際大会で復帰。見事に金メダルを獲得しました。

どうして脳梗塞ができたのか。その点について、先生は前年の飛行機移動中に通路側の席がとれず、足がつるなど、エコノミークラス症候群に近い症状が出ていたことを背景の1つとして挙げていました。

血が固まりやすい環境に陥り、それが何かのきっかけで脳梗塞を引き起こしたのでしょう。

先生は「これだけ大きな脳梗塞ができていたのに麻痺が起こらず、点滴のみで日常生活が問題なく送れるまでに復帰できたのも、奥村さんがずっと運動をしてきたからですよ」といってくださいました。嬉しかったですね。

日頃の運動が、いざというときに生きてくるのです。

第2章

1日2食、朝から お肉を食べて 元気をつくります

朝起きたらお茶と梅干し 梅干しは塩分3%です

毎朝起きるのは、だいたい6時くらい。目覚ましをセットしたことはありませんが、自然と起きます。それが、体に備わった本来のリズムなのでしょうね。

寝床を出てトイレを済ませたら、私は真っ先にバスルームへ向かいます。そこで体重を量り、髪を洗い、温かいシャワーを浴びるのが、私の長年の日課です。

就寝時の汗臭さも髪の寝癖もとれますし、スッキリして「今日も1日頑張るぞ！」とスイッチが入ります。

そのかわり、夜は40～41度くらいのぬるま湯を張った湯船で、軽く体を温めるだけにしています。あまり熱すぎるお湯に入ると、興奮して寝つけなくなりますから、少しぬるいと感じるくらいのお湯がちょうどいいのです。

お風呂から戻ったら、やかんを火にかけて、お湯が沸くまでの間、主人の写真に向かって「おはよう」と声に出して話しかけます。「あなた、向こうではひとりで寂しいかもしれないけど、まだ迎えにこないでね」って語りかけているんです。

お湯が沸いたら、朝食前にお茶と梅干しで一服します。これは私が育った家の昔ながらの習慣でした。起きたらまず全員で梅干しをかじりながら、お茶を飲むんです。

この習慣は主人と結婚してからも、一緒に続けてきました。主人が亡くなったいまでは、仏壇にお茶を供えながら、「今日も頑張るから、見守っていてくださいね」と手を合わせてお願いします。

朝いちばんに飲むお茶には、寝ている間に失っている水分を補給する役割があるのでしょう。

水分が足りなくなったら、血液がドロドロになって困ります。私たちは1

日に摂る水分の半分近くを、食べ物から摂っているとか。私は夕食抜きの1日2食で、食べ物から摂れる水分が限られるので、水分補給はつねに意識しておく必要があります。

また、私は塩分をあまり摂らないようにしています。塩分の摂りすぎで高血圧になりたくないからです。だから梅干しも減塩のものにしています。

梅干しは、普通20%近い塩分を含んでいますが、私が取り寄せているのは塩分3%のもの。食べても、あまり酸っぱくありません。

おかげで血圧は下が50で上が100、または下が60で上が120と正常範囲です。かかりつけ医に、いつも褒められています。

お茶にはカテキン、梅干しにはクエン酸という健康成分が入っています。カテキンには抗菌作用があって食中毒を防いだり、風邪を予防してくれたりします。クエン酸には疲れをとる効果があるとされています。

日本人女性では、お茶をよく飲んでいる人は、胃がんに罹りにくいというデータもあるそうです。昔の人は、カテキンやクエン酸といった言葉は知らなくても、お茶と梅干しの健康効果を知っていたのでしょうね。

食事は1日2食朝から牛肉を食べます

お茶と梅干しで一服したら、朝食の準備にとりかかります。

私はずっと朝と昼の1日2食で、夕食は食べていません。

1日のメインの食事は、普通は夕食かもしれませんが、私の場合は朝食です。毎朝6時半くらいから準備して、たっぷり食べます。

この間、地元の茨城新聞を読んでいたら、「朝食がいちばん大事」という記事がありました。それは私の長年の実体験からしても、正しいように思います。

私の朝食は、ご飯、お肉、野菜が基本で、海藻やキノコなんかも食べます。食卓には、おかずが最低でも3、4品並ぶようにしています。

ご飯は1食70ｇが目安です。これは普通盛りの半分くらい。コンビニおにぎり1個分が100ｇくらいですから、それよりも少なめです。

私は炊飯器で一度に3合のご飯を炊いています。そして炊きたてを70ｇずつ計り、小分けにして冷凍しておくんです。3合で990ｇ前後ですから、1食70ｇだと14食分できる計算になります。

冷凍庫を活用すると自炊は簡単になりますから、歳をとったら冷凍庫が大きめの冷蔵庫がおすすめです。

もともとご飯は70ｇと決めていたわけではありません。

腹八分目でトレーニングが満足にこなせる量が、私の場合、たまたま70ｇだったというだけです。主人は体重57kgで私よりも大柄でしたから、少し多めに食べていました。何でも自分にとっての適量を、自分自身で探してみることが大事ですね。

最近、ご飯を食べすぎると血糖値が上がりすぎて、糖尿病になりやすいと話題になっています。女性では、白いご飯をたくさん食べる人ほど、糖尿病になりやすいというデータもあるみたいです。

私はご飯が悪いとは思っていません。ご飯は何よりのエネルギー源です。ただ、お茶碗いっぱいのご飯を1日3回も食べるのは、多すぎるのではないでしょうか。

1日中、野良仕事に精を出していた昔の人ならいざしらず、座ってテレビばかり見ているような生活では、ご飯を3回食べるのはさすがに多すぎますよね。

さて、次はお肉についてですが、だいたいは牛肉、それも地元茨城産の常陸牛を140g食べています。ご飯のちょうど倍の量ですね。

これも私にとって、腹八分目でトレーニングができる量です。これ以上少ないと元気が出ないし、これ以上多いとお腹いっぱいになっちゃいます。

常陸牛はステーキ肉を買って、調理しやすいようにスティック状に切っておいて、1食分の140gずつ計って小分けにしておきます。

そして、ご飯と同じようにお肉も冷凍して、前日の夜に翌朝分だけ冷蔵庫に移して解凍しておきます。

牛肉を食べるのは、第一にたんぱく質が豊富だから。豚肉でも鶏肉でもいいのですが、私は牛肉が美味しくていちばん好きなんです。

牛肉の食べ方はとてもシンプルで、調理も簡単です。フライパンにオリーブオイルを薄く敷いて、焼くだけ。素材がいいから、それだけで十分美味しいです。

寝起きに梅干しをかじって塩分を摂っているので、肉を焼く際には塩を使いません。脂に旨味があるロース肉だから、粗挽《あらび》きコショウを振るだけで、もうご馳走です。

コショウは粒のまま買ってきて、毎回、ミルで挽《ひ》いています。そのほうが香りが立って、お肉が断然美味しくなりますから。

塩分が気になるので、みそ汁はつくりません。

私は薄味にすっかり慣れてしまったから、たまにみそ汁を飲むとすごく塩《しょ》っぱく感じます。

和食は健康的だといいますが、みそ汁を日に何回も飲んでいたら、塩分の摂りすぎで血圧が上がってしまうのではないかと心配になります。

朝食に汁物が欲しくなったら、あご（トビウオ）で出汁《だし》をとってすまし汁にします。

海のものですから、あご自体にも塩分が含まれています。塩分を加えなくても、お出汁だけで滋味深いすまし汁ができ上がるのです。

体によくても自分が苦手なものは無理して食べないようにしています

牛肉はフライパンでソテーすることが多いのですが、マンネリにならないように、気分に応じて食べ方をかえる日もあります。

自家製のしょうゆ漬けのニンニクを細かく刻み、一緒にソテーすることもあります。刻む前にしょうゆをよく切り、余分な塩分を摂らないようにします。ニンニクを加えると風味が増して美味しいですし、ニンニクにも栄養がありますからね。

ニンニクは、富山に住んでいる私の又従姉妹が畑でつくっていて、たくさん収穫できたときに段ボール箱いっぱいにして送ってくれます。それを自分でしょうゆ漬けにして、冷蔵庫にストックしているんです。

36ページで触れたブルーベリー酢に漬けるニンニクにも、このニンニクを使っています。又従姉妹は私よりも年上の93歳ですが、いまだに元気です。

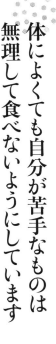

畑仕事で体をよく動かしているからかもしれません。

この他、レタスなどの葉野菜で、焼いた牛肉を巻いて食べる日もあります。この韓国風の食べ方は、お肉と野菜が同時に摂れるから、栄養バランスが簡単に整うんです。

牛肉のかわりに豚肉を食べることもあります。豚肉には、運動に必要なビタミンB群が多くてよいと聞きます。でも私は、豚肉はただ焼くだけだと牛肉よりも味が落ちると思うから、角煮をたくさんつくって1食分ずつ小分けにして、冷凍しておいて、牛肉に飽きたら食べるようにしています。

角煮のような料理は、一度にたくさんつくったほうが美味しいですからね。

お肉よりも食卓にのぼる機会は少ないですが、お魚も好きです。よく食べるのは、サバやイワシのような青魚。青魚の油は体によいと聞きます。昔から日本人がよく食べていた食べ物には健康によいものが多いようです。

お肉とお魚以外のたんぱく源としては、お豆腐も好き。大豆は昔から「畑の肉」といわれるように、お豆腐もたんぱく質が豊富です。それにお肉から摂れないマグネシウムや食物繊維といった栄養素も含まれています。

私は水っぽいのが嫌いだから、前日の夜からお豆腐をお漬け物の押し器に入れて、余分な水を出しておきます。翌朝、押し器を開けると、器の半分のところまで水がたまっています。

この水を捨てて、お豆腐の片面に片栗粉をつけて、フライパンにオリーブオイルをひいて香ばしい焦げ目をつけてから食べると美味しいです。

納豆も、お豆腐と同じく大豆からつくられていて、たんぱく質が豊富ですが、私は名産地の茨城に住みながら納豆の味があまり好きではありません。

納豆に含まれている納豆菌は健康によいと聞きますけれど、いくら健康によくても本人が美味しいと感じられなかったら長続きしませんからね。

以前、ひとり息子の由多加が「お母さん、貧血の予防にはレバーペーストがいいよ」とすすめてくれたのですが、私はレバーの味が苦手だから続きませんでした。

いくら健康のためでも、好きでないものを無理して食べていたら、それがストレスになります。むしろ健康にマイナスになりかねませんから、決して無理しないようにしています。

化粧品やサプリを使わず肌も髪の毛も健康に保てます

たんぱく質は、全身の筋肉をつくっています。筋肉がないと、ベンチが挙がらないから、トレーニングする人にはたんぱく質は何よりも必要です。でも、ベンチをやらない人だって、たんぱく質を摂ったほうがいいと私は思います。歳をとって足腰が弱るのは、たんぱく質不足のせいもあるんじゃないかと思うんです。

年寄りだからと粗食にしたり、白いご飯とお漬け物だけとか、食パンや菓子パンだけとか、そんな食事だと圧倒的にたんぱく質が足りません。

やっぱり、お肉やお魚なんかをしっかり食べたほうがいいんです。

筋肉だけでなく、骨、皮膚、髪の毛、血管と、私たちの体は隅から隅までたんぱく質からつくられています。

私は、歳のわりに肌がきれいだと褒められます。髪の毛も、ウィッグ（かつら）ではなく地毛です。特別なことは何もしていませんから、これも毎朝お肉を食べて、皮膚や髪の毛の原料となっているたんぱく質をしっかり摂って、運動をしているおかげでしょう。

私はテレビに出たことも何度かありますけど、それを観た化粧品メーカーやサプリメントメーカーの人たちから連絡をいただいたこともあります。

「うちの製品を使うと、もっと肌がきれいになりますよ」

「うちの製品のＣＭに出てくれませんか？」

そういうお誘いを受けたんです。でも、私はすべてお断りしました。「いまでもお若いですけど、うちの美容液を使うと、さらにお若く見えますよ」と誘い文句を投げかけられても、「結構です」とお断りします。年相応でたくさんです。

「うちのサプリを宣伝してください」と誘われても、「私は食事で十分。サプリメントは飲みません」とお断りします。

サプリに万一、禁止薬物が含まれていたら、ドーピングに引っかかってベンチプレスの試合に出られなくなる恐れもあります。もちろん自分で飲んでいないものを宣伝するなんて真っぴらごめんです。

どんな高価な美容液やサプリを使うよりも、毎日のバランスのよい食生活に勝るものはないと私は信じています。

食生活が乱れているのに、それを美容液やサプリでカバーしようというのは虫がよすぎるんじゃないかしら。

美容液やサプリにお金をかけるくらいなら、そのぶん食材を厳選して、食事を贅沢にしたほうがずっとマシですよ。

私はそう思って、食事に投資しているんです。

朝食は30～40分かけて感謝しながらゆっくりよく嚙んで食べます

お肉以外にも、オリーブオイルで野菜やキノコを炒めて食べています。

野菜は旬のものを使いますが、私はニンジンが好きだから、ニンジンはだいたい入ります。

お肉と同じように、野菜やきのこにも塩は振りません。味つけはコショウの実を自分で挽いた粗挽きコショウだけです。オリーブオイルの風味がいいので、塩を振らなくても美味しいですよ。

野菜は炒め物ばかりじゃなくて、生の野菜サラダも食べます。ミニトマトや茹でたブロッコリー、レタスなんかがよく入ります。トマトも好きですね。

私は好きで食べているだけですけど、ニンジンやトマトのような色の濃い緑黄色野菜は体にいいそうです。

野菜サラダには、仕上げにチーズをのせています。チーズにもたんぱく質が入っていますし、お肉からは摂れないカルシウムも豊富です。骨が弱くなるのは怖いので、カルシウムは欠かせません。

この他にも、自家製のもずく酢やひじきなどの海藻料理、サツマイモの煮物なんかの小鉢が、何品か朝の食卓に並びます。

以前、テレビ番組の収録でいらした若いスタッフの方が、「奥村さん、毎日朝からこんなにたくさん召し上がるんですか！」とビックリしていました。若い人には朝ご飯を食べないか、ごく簡単に済ませてしまう人も多いそうですが、朝こそたっぷり食べるべきです。

私たちの時代は、朝ご飯を抜くなんてことは考えられませんでした。朝からきちんと食べて一生懸命働く。その習慣がずっと続いています。

西洋のことわざには、「朝は王様のように、昼は貴族のように、夜は貧者のように食べよ」という教えがあるそうです。

私の食生活は、まさにそれ。朝は王様のようにたくさん食べています。

これから新しい1日が始まるのですから、精一杯頑張れるように食べておかないといけません。

これだけの食事を一口ごとに噛んでよく味わいながら、30~40分かけて食べています。よく噛まないと消化も吸収も悪くなるし、食べ物に感謝しながら食べていたら、ロクに噛まないで飲み込むようになんて食べられません。

若い人が朝食を抜くのは、時間がないからだそうです。その点、お年寄りは自然に早起きになるのですから、自分で調理して、ゆっくり味わって食べる余裕がありますよね。

昼食は麺かおにぎり、夜は少しのフルーツ眠る前に温めた牛乳を飲みます

朝たっぷり食べておくと、お昼になってもまだまだお腹が空きません。「そろそろ何か食べようかな」と思えるのは、午後2～3時頃です。

昼食は、ごく簡単に済ませます。

朝食のおかずの残りがあったら、それで済ませる日もあります。それとパンか麺類。ご飯は朝食べているから、お昼は違うものが食べたくなるんです。

麺類は、薄味のあご出汁に、茹でたそうめんやうどんを入れて食べることが多いです。それに、その日に食べたい野菜をトッピングします。

水曜日と土曜日は水戸市にあるジムへ、電車と徒歩で片道2時間近くかけて通って、ベンチプレスのトレーニングをしています。

その際は、うちから朝食用に冷凍しているおにぎりを1個だけ持参します。外食をしたくないからです。

私がトレーニングしている間に、おにぎりが自然解凍されて、帰りの電車でちょうど食べ頃になっています。

お昼が遅いので、夕食の時間帯になってもお腹は空きません。夜は朝と違って、あとはバタンキューで眠るだけです。もうほとんど活動しないのだから、夕食は食べなくてもいいと私は思っています。

夕食のかわりに軽く食べるのは、果物。朝と昼の食後に食べることもあります。茨城はメロンがおいしいので、地元産のメロンをよく食べています。

果物にはビタミンとミネラル、食物繊維が多く含まれています。なかでも私が期待しているのは、ミネラルに含まれるカリウムです。カリウムには、ナトリウム（塩分）を排泄してむくみをとり去ったり、血圧を下げたりする効果が期待できるそうです。

とくにメロンはカリウムが多いみたい。果物はみずみずしいから、水分の補給にもなります。

果物はジュースではなく、必ず生で食べています。ジュースだと甘すぎるし、生の果物に比べると栄養価も落ちる気がするからです。

夜9時前には、布団をかぶって寝ちゃいます。

お友達には「テレビで面白い韓流ドラマをやっていたから、夜更かししちゃった」と笑う人もいます。他人の趣味をとやかくいう筋合いはありませんが、夜遅くまでテレビを観ているくらいなら、早く寝て翌朝早起きしたほうがいいと私は思っています。

私はいける口なので、眠る前に少しだけお酒を飲むこともあります。日本酒かワインが好きですね。

でも、ベンチプレスの試合の前には、最低1か月は絶対に飲みません。そのあたりのメリハリはきっちりしているつもりです。

眠る少し前に〝寝酒〟のように必ず飲むのは、温めた牛乳です。少しハチミツを入れて甘みをプラスします。

牛乳からは、たんぱく質とカルシウムが摂れます。どちらも筋肉と骨を正常に働かせて強化するのに、なくてはならない栄養素です。

「寝る子は育つ」といいますが、体の修復は大人になってからでも夜間に行われているそうです。眠る前にたんぱく質とカルシウムを摂っておくのは、1日中働かせた筋肉と骨の修復の材料になりますから、おそらく理にかなっていると思っています。

第3章

脳も体も運動でしか鍛えられません

和式トイレで立ち上がれなくなり運動の必要性を痛感しました

いまでこそベンチプレスをしている私ですが、それ以前はごく普通の主婦でした。そんな私に50歳の頃、運動の必要性を切実に感じさせる、ある出来事がありました。

きっかけとなったのは、トイレです。

いまから40年ほど前のことです。時代は昭和の真っただ中、一般家庭のトイレは水洗であっても和式が大半でした。わが家もそうでした。

ある日、和式トイレに長時間しゃがんでいた私は、用を済ませて立とうとしたら、自力で立ち上がれなくなっていました。膝《ひざ》が痛くて痛くてたまらなかったのです。

そのときはなんとか立ち上がれたものの、次もまた同じようなことになったらと思うと、怖くなりました。

そこで私は一計を案じ、便器のそばにタオルを敷くことにしました。しゃがんで用を足したら、そのタオルに手をついて立ち上がることにしたのです。ベンチプレスの世界記録を持ち、スクワットだってスイスイこなせるいまの私からすると大変お恥ずかしい話ですが、40年ほど前は運動とはまったく無縁だったのです。それが知らない間に体の衰えにつながっていたのですね。

しばらくはこの〝タオル作戦〟で用を足していたのですが、そのうち膝の痛みが限界に達するようになり、たまらず近所の整形外科を受診しました。診察した医師は、「膝に水がたまっています。あなたのような世代の女性にはよくあることですから、心配はいりませんよ」と説明してくれました。

膝の関節で炎症が起こると、膝に「関節液」という液体がたまります。これがいわゆる〝膝の水〟です。私も膝に水がたまっている状態でしたから、先生は膝に注射針を刺して、水を抜いてくださいました。それで痛みはずいぶんとラクになりました。

その日、病院からの帰り道、お友達のうちに立ち寄り「膝に水がたまって痛くてトイレで立ち上がれなくなって、さっき病院で水を抜いてもらった」と事情を話すと、彼女からこんなふうに諭《さと》されました。

「ダメよ正子さん、膝の水は抜くものじゃないわよ。蝶番《ちょうつがい》だって油を差さないと動きが悪くなるでしょ。膝の水も関節の油のようなものだから、必要なものなのよ」

その頃はいまとまるきり違って、一般の人が健康や医学に関する情報を簡単に手に入れられるような時代ではありませんでした。

私も健康や医学に関する知識はほとんど持ち合わせていませんでしたから、このお友達の助言を聞いているうちに、「なるほどそうかもしれない。水は抜かないほうがよかったのかなあ」と大いに反省しました。

大学病院の若い先生から太ももの衰えが膝の痛みの原因と教わりました

膝の水を抜いてしまってお友達に諭された翌日、今度は自宅から自動車で20分くらいのところにある大学病院を受診しました。

何が正解なのかわからなかったので、大学病院の先生に改めて診てもらい、アドバイスをもらおうと考えたのです。

診てくださったのは整形外科の若い先生でした。その先生は「注射で水は抜かない、薬も使わない」という主義の方でした。「どちらも対処療法だから、いずれまた膝は痛くなってくる」というのです。

「注射も薬も使わないなら、膝をどうやって治せばいいんですか？」

疑問に思って私がそう尋ねると、先生はこうおっしゃいました。

「奥村さん、自分で運動して治すしかありませんよ」

思いもよらない答えでした。

「膝が痛いのに、運動なんかできるわけがない」

私はそう思いましたが、先生は次のように説明してくださいました。

「奥村さんの太ももの筋肉は、かなり衰えています。太ももの前側には、大腿《だい》四頭筋《たいしとうきん》という筋肉があって、膝にかかる負担を支えてくれています。その大腿四頭筋が衰えると、膝に負担がかかって炎症が起こり、〝膝の水〟がたまるんです」

大腿四頭筋？　生まれて初めて聞く言葉でしたが、私は先生にこう尋ねました。

「私がトイレでしゃがんで、立ち上がれなくなったのは、その大腿四頭筋という筋肉が弱ったのが原因なんでしょうか？」

「そうですよ。大腿四頭筋は、膝を伸ばす働きがあります。大腿四頭筋が弱ると膝を伸ばす力が落ちるので、しゃがむと立ち上がれなくなります。弱った大腿四頭筋をそのままにしていたら、注射で水を抜いて一時的に膝の痛みが軽くなったとしても、また水がたまって痛みがぶり返しますよ」

その説明を聞いて、私は納得しました。

「大腿四頭筋を鍛えて強くすれば、膝の痛みもなくなって水もたまらなくなって、しゃがんでも自力で立ち上がれるようになるんですね。じゃあ先生、その大腿四頭筋とやらを鍛える方法を教えてください」

思い返すと、これが私が運動を始めるきっかけだったのです。

トレーニング器具を自作して太ももを鍛えて膝の痛みを克服しました

整形外科医の先生が教えてくださった大腿四頭筋のトレーニングは、椅子に座って膝を伸ばすという極めて簡単なものでした。自分の脚の重みで筋肉を鍛えるのです。15回を3セット、1日3回やりました。

この運動をコツコツと続けていくうちに、膝の痛みも少しずつ軽くなり、和式トイレでしゃがんでも自力で立ち上がれるようになりました。

どんなトレーニングも続けないと効果は得られませんが、こうやって効果

自宅でできる大腿四頭筋と背筋の鍛え方①

椅子スクワット

①椅子に座った状態で腕を両肩に交差させ「1、2、3」で立ち上がる
②今度は前を見たまま「4、5、6」で椅子に座る
休憩を挟みながら15回を3セット（1日3回が目標）

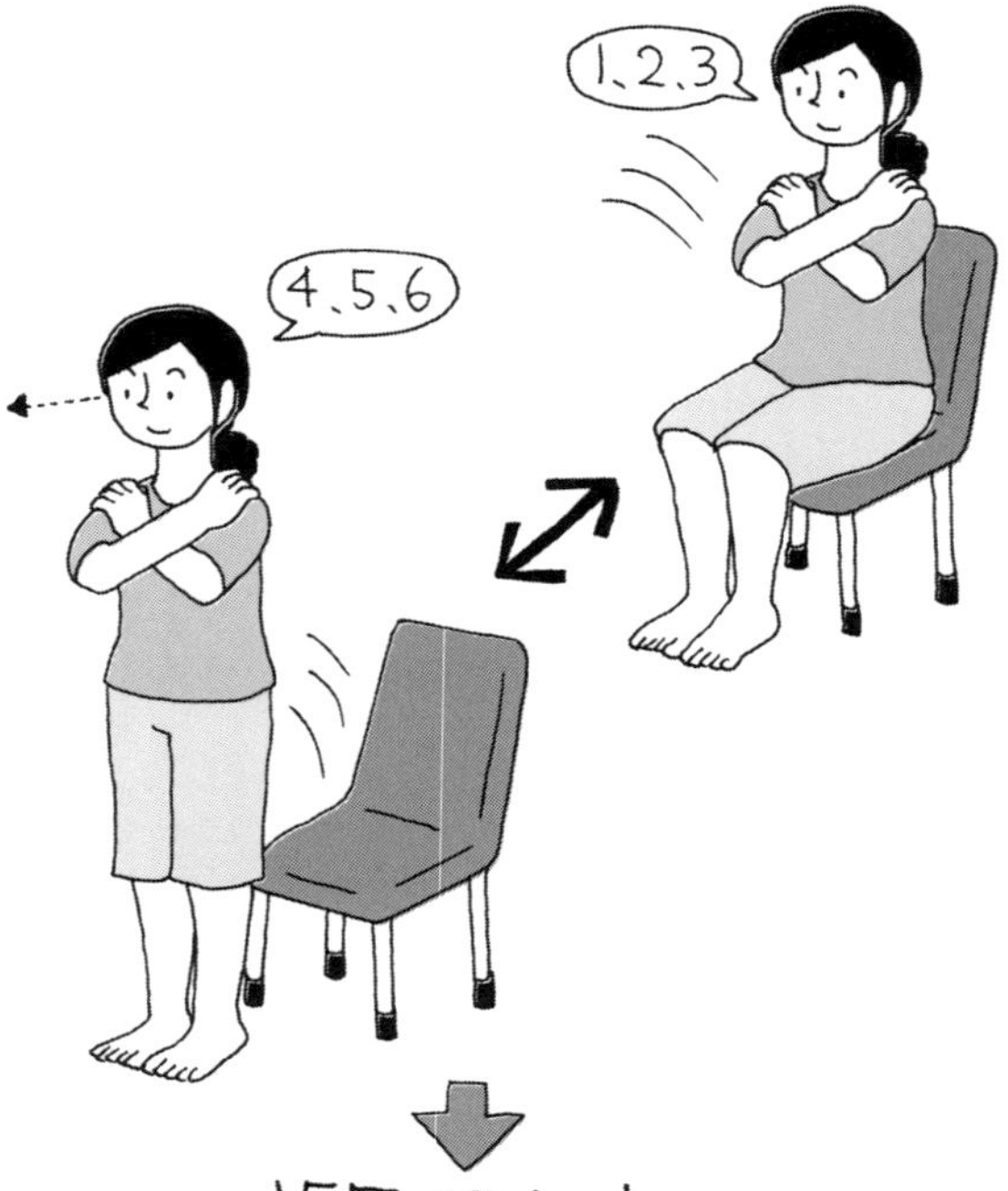

自宅でできる大腿四頭筋と背筋の鍛え方②

自重スクワット

①両手を両肩に交差させ、両足を肩幅に広げ、つま先をやや外側に向けます。背筋を伸ばしたまま、お尻を突き出すような姿勢で「1、2、3」でしゃがみます（両ヒジが両膝に触れるまで前傾）。
②息を吐きながら「4、5、6」で立ち上がります。今度は息を吸いながら「7、8、9、10」で最初のしゃがんだ姿勢に戻ります。
休憩を挟みながら10回を3セット（1日3回が目標）

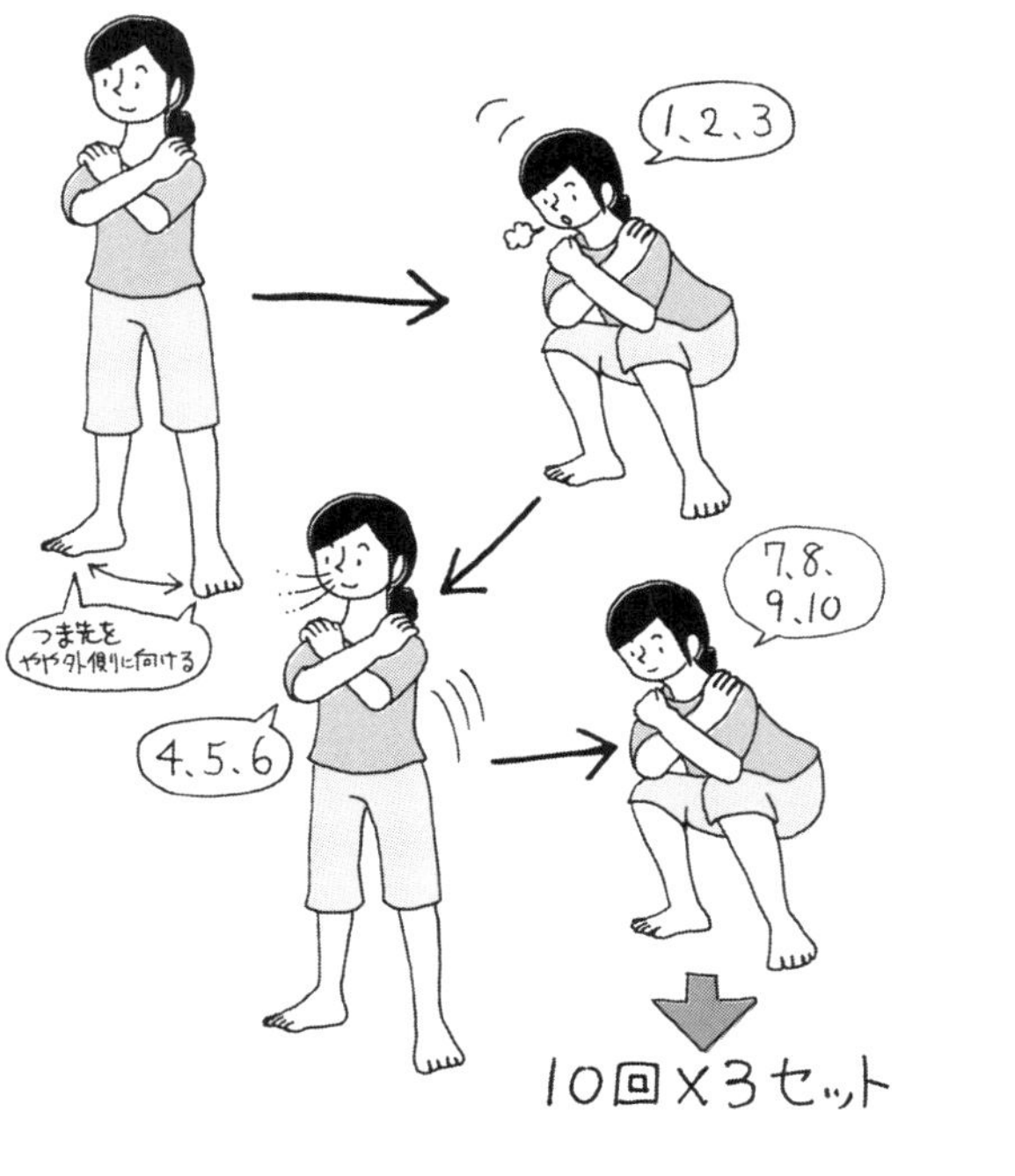

を実感できると「明日も続けてみよう」と前向きに思えるものです。
「先生のおっしゃったことは正しい。信じてよかった！」
そう思うと、私はとっても嬉しくなりました。

そのうち私は、単に膝を伸ばす運動だけでは飽き足らなくなり、トレーニング器具を自らつくろうと思い立ちました。料理だけでなく、私はなんでもとりあえずは自分でつくってみようと考えるのです。

手始めに私は、近くのスポーツ店で重さ2kgのダンベルを2つ買ってきました。

次に竹の棒の両端に太いタコ糸でダンベルを括《くく》りつけ、自家製のバーベルをつくりました。椅子に腰掛けたら、両足のつま先に竹の棒を引っかけて膝の曲げ伸ばしをするのです。10回を3セット、これも1日3回やりました。

このやり方だと、自らの脚の重みに加えて合計4kgのウェイトが大腿四頭筋に加わります。始めは大変でしたが、筋肉が鍛えられてくると物足りなくなってきました。

そのとき私は心のなかで、こう感じて嬉しくなりました。

「筋力トレーニングなんて若い人がやるものだと誤解していたけれど、50歳になっても筋肉は鍛えられるんだわ」

50歳どころではありません。本格的にベンチプレスをやり始めて、トレーナーさんと親しく会話するようになってから、「たとえ80歳でも90歳でも、正しいやり方で鍛えれば、筋肉はどんどん強くなりますよ」と教わりました。筋肉ってスゴいですよね。

次に私は３kgのダンベルを２個買い、合計６kgの重みで大腿四頭筋を鍛えました。次は４kg×２個、最後は５kg×２個まで増やしました。

それ以上は竹の棒では重みに耐えられません。ここまでくると、大腿四頭筋がかなり鍛えられて、膝の痛みはなくなり、それからは膝に水がたまることは二度とありませんでした。

自宅でできる大腿四頭筋と背筋の鍛え方③

もも上げ

①手で椅子の後ろをつかんで、椅子に浅めに腰かけ、背もたれに背中を預けます。

②両脚をそろえて「1、2、3」で上げられるところまで上げ、次に「4、5、6」で脚を下ろします。

休憩を挟みながら10回を3セット（1日3回が目標）

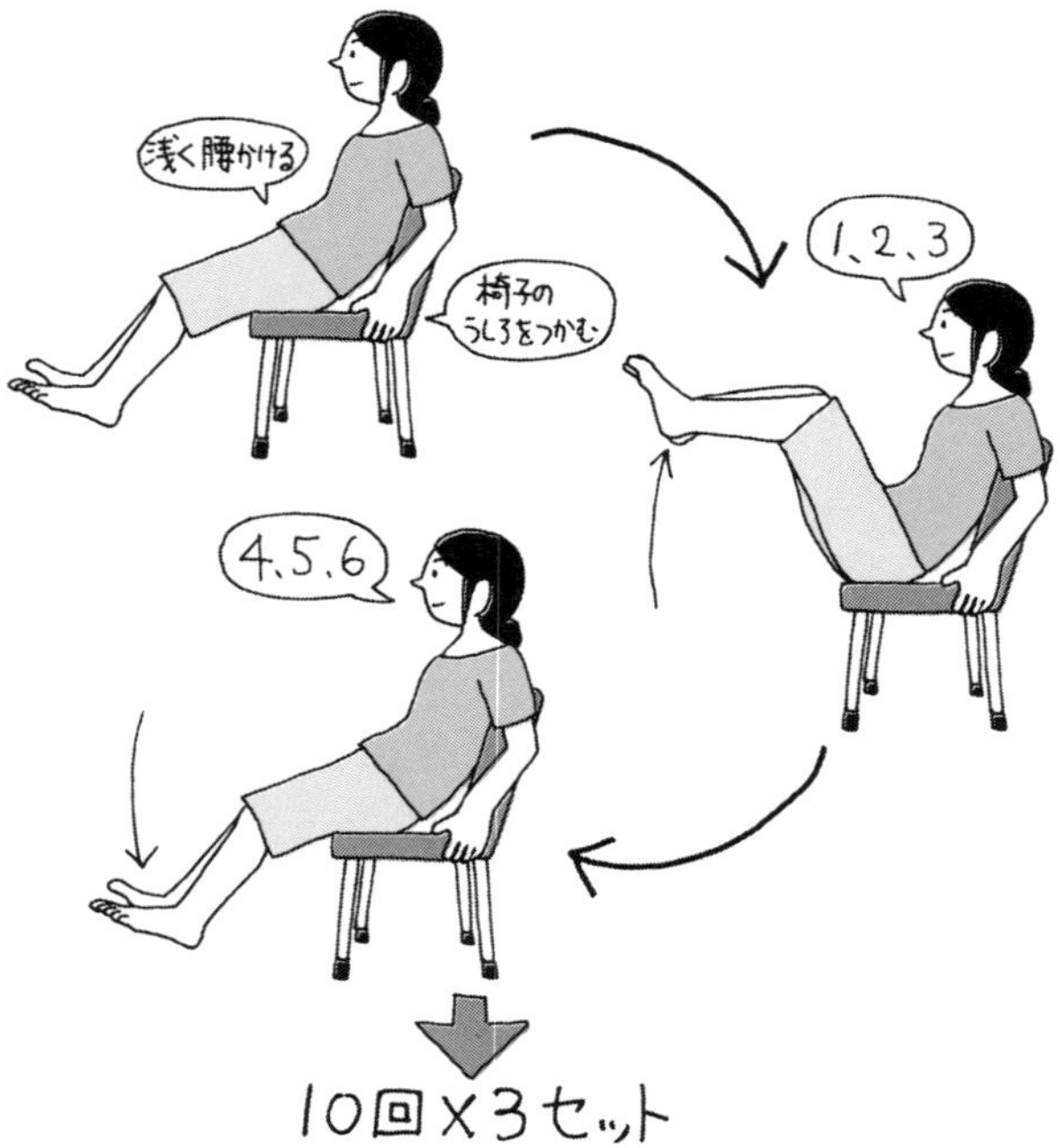

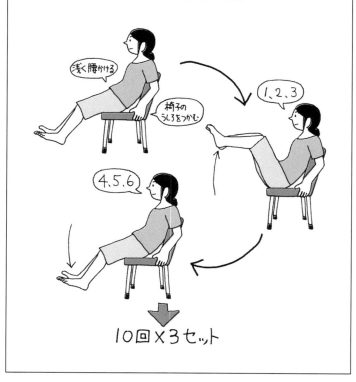

自宅でできる大腿四頭筋と背筋の鍛え方④

背中反らし

①床にうつ伏せになり、折りたたんだバスタオルをお腹の下に入れます。
②「1、2、3」で手を上げながら背中を反らし、上半身を上げられるところまで上げ、次に「4、5、6」で上半身を下げます。
休憩を挟みながら10回を3セット（1日3回が目標）

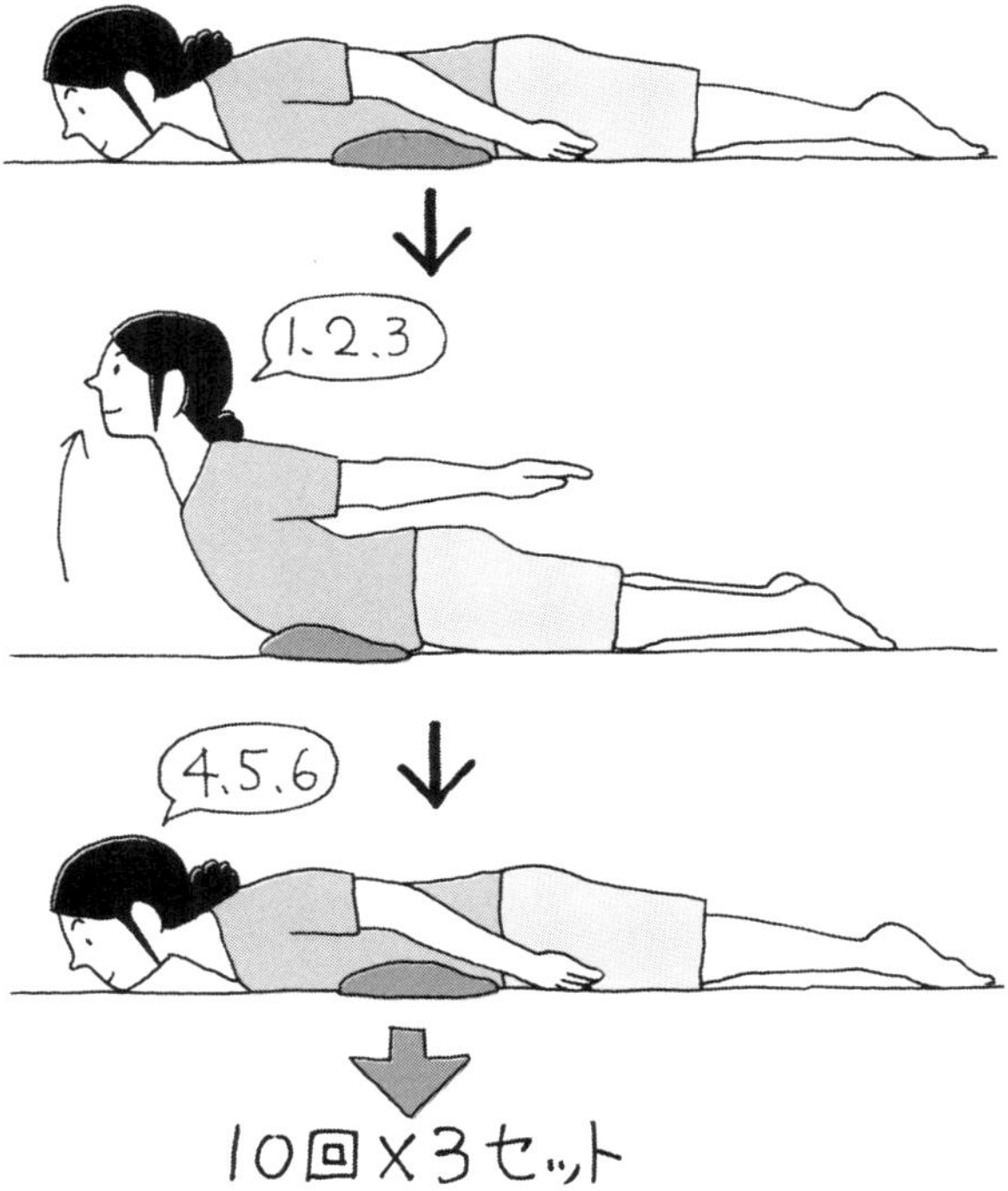

背中を鍛えることについては142ページで触れます。

まずは太ももを鍛えれば いつまでも元気にすごせます

私にベンチプレスを指導してくれるトレーナーさんがいうには、「何も運動していないと、筋肉は1年に1%くらいの割合で減ってしまう」のだそうです。

下半身の筋肉の量は25歳前後がピークで、65歳では25%減り、80歳ではさらに25%減るのだとか。何も運動をしないで80歳になると、若い頃の半分の筋肉しかなくなるということです。

昔から「老化は足腰から」といわれます。実際、足腰の筋肉の衰えは、太ももなどの下半身の筋肉から始まるのだそうです。

私のように、膝に痛みを感じて水がたまってきたら、太ももを始めとする下半身の筋肉が減ってきているサインと思ったほうがいいかもしれません。

高齢者で太ももの筋肉が減って弱くなりすぎると、介助がないと自分で立って歩くのが辛くなります。そうならないように、太ももの筋肉は鍛えておいたほうが絶対にいいです。私は、お友達にもそうすすめています。

私のように竹の棒を使ってバーベルを自作しなくても、いまでは足首に巻く「アンクルウェイト」という便利なトレーニング器具が売られています。それを使うと、誰でも自宅で簡単に太ももの筋肉が鍛えられます。

スクワットもいいですよね。女優の森光子さんは最晩年まで舞台に立ち続けましたが、彼女は1日150回のスクワットを日課にしていたとか。

森光子さんだけではありません。黒柳徹子さんや、吉永小百合さんもスクワットを日課にしているそうです。

けれど、スクワットは森さんのように150回もやる必要はありません。トレーナーさんがいうには、10〜15回を3セットでも十分効くそうです。

その際はゆったりと呼吸をしながら、できるだけゆっくりとしゃがみ、ゆっくり立ち上がって負荷をかけるのがポイントです。

スクワットを始めるときは、できれば自治体のスポーツセンターやスポーツ教室などでトレーナーさんにやり方を教わってからにしたほうがいいです。我流だと効果が出ないばかりか、高齢者には転倒などの危険もありますから、くれぐれも注意してください。

私はいまではバーベルを担いでスクワットをしていますが、始めのうちはトレーナーさんにイチから教わりましたし、重たいウェイトを担ぐときは、必ずトレーナーさんに補助についてもらっています。

2年前に転倒するも骨にはヒビも入りませんでした

高齢者が何よりも気をつけたいのは、転倒しないことです。私のお友達にも転倒で骨折して入院した人が何人もいます。

私と同じ歳のご近所さんも、転んで骨折して、それから老人ホームに入って二度と出てこられませんでした。

よそ様は知りませんが、私は老人ホームに入りたいとは思いません。好きなものを好きなときに食べて、自由にしていたいもの。

だからお友達には「転んで寝込んだらおしまい。認知症になっちゃうわよ。ちゃんと太ももを鍛えておきましょうね」といっているんです。

歳をとるとすり足になって、脚を引き上げることが難しくなります。それがちょっとした段差でつまずきやすくなる原因になります。

太ももの筋肉が脚を引き上げてくれるのですから、鍛えておくと段差に足をとられて転ぶ危険性を減らせます。

履物も考えたほうがいいですね。脱ぎ履きがラクだから、よくつっかけを履くでしょう。つっかけだとすり足になりやすいから、転びやすいです。

私はどこに行くのも、ズック。ちょっと面倒でも、毎回しゃがんで、しっかりと靴ひもを結んで履いています。

それというのも、私はつっかけで失敗した経験があるからなんです。2年くらい前だったか、横着して主人のサンダルをつっかけて、玄関を出て車庫へ入ろうとしたら、何かの拍子に転んで胸を打ってしまいました。とても痛かったですよ。

主人が「骨折しているかもしれないから、病院で診てもらったほうがいい」というので、近所にある「鹿島アントラーズ」の診療所に駆け込んで、レントゲンを撮ってもらいました。そうしたら、骨折もしていないし、骨にヒビの1つも入っていませんでした。

診てくれたお医者さんは、「奥村さんのお歳で転倒してヒビが入らないなんて、これは奇跡ですよ」と驚いていました。

この奇跡は、たぶんベンチプレスのおかげです。筋肉を鍛えると骨も強くなるといいますからね。

「骨を強くするためには、カルシウムを摂るといいから牛乳を飲みなさい」とよく聞きますけれど、カルシウムだけではダメみたい。筋肉を鍛えて、骨を刺激してあげるのも忘れてはいけないようです。骨はそうやって鍛えられるそうですから。

私の骨密度は実年齢より30歳以上若い50代並みだと褒められますが、それも筋肉を鍛えて骨に刺激を与えているおかげなのでしょう。

たくさん歩くために50歳になってからゴルフを始めました

トレーニングで太ももの大腿四頭筋を鍛えて、膝の痛みがなくなった私は、嬉しくなって大学病院の先生に報告しました。

すると先生は、こうおっしゃいました。

「痛くなったら、歩いたほうがいいですよ。アスファルトやコンクリートの道だと膝の負担になりますから、できるだけ農道のような柔らかい土の路面を歩くようにしてください」

先生の指示通りに大腿四頭筋を鍛えたら、膝の痛みは見事に消えました。「この先生は信頼できる。彼のアドバイスはきちんと守ろう」と心に誓っていた私は、次の目標を歩くことに据えました。

でも、うちの周囲に農道はありません。自動車でわざわざ農道を探して歩くのも、ちょっとヘンな話です。悩んでいると主人がこう誘ってくれました。「僕と一緒にゴルフをすればいいじゃない。ゴルフ場の芝生は柔らかいし、1ラウンドプレーすればかなり歩くから、いい運動になるよ」

その頃のゴルフは、現在のようにキャディさんが道具を運んでくれて、ゴルファーはカートに乗って移動するスタイルではありませんでした。自分で道具を担いで歩くのが主流でしたから、ゴルフは歩くのに最適のスポーツだったのです。

主人は昔からゴルフが好きで、ハンデキャップ1～9のシングルプレーヤーでした。

私はゴルフクラブを握ったこともなければ、ゴルフ場に行ったことさえありません。そんな〝超〟のつく初心者が、シングルプレーヤーの主人と一緒にラウンドするのは、あまりに無謀です。

主人はゴルフのマナーに関して、人一倍厳しい人でした。私が同行者に迷惑がかからないレベルに達するまで、一緒にラウンドするつもりはないようでした。

そこで私に、次のようにアドバイスをしてくれました。

「近所にあるゴルフ練習場に通って、週3回はレッスンプロについて練習しなさい。そうしないと、いつまで経ってもコースには出られないからね」

私は主人のアドバイスを守って、練習を続けました。それから10か月くらいして、私の上達具合を見た主人から、こういわれました。

「ボールが前に飛ぶようになったみたいだから、そろそろ一緒にコースへ出ようか」

コースデビューでは、主人を始め3人の同行者の男性が全員シングル。初心者の私とスコアを競う気はさらさらありませんから、私を徹底的にフォローしてくれました。

主人は「クラブは3本だけでいい。それを持って走れ」と激《げき》を飛ばします。ゴルフの基本ルールは「プレー・ファスト」です。ダラダラとプレーして、同伴者はもちろん、他の組の人たちに迷惑をかけることなく、できるだけプレーを速く（ファスト＝ｆａｓｔ）するのがプレー・ファストです。

ボールがかろうじて前に飛ぶようになったとしても、私はそれで精一杯。のんびり歩いていると遅れてしまうので、主人は「走れ」といったのです。

「ロストボールを使うな」主人の教えを守って上達が早まりました

ゴルフに関する主人の教えに「ロストボールを使うな」というのもありました。ロストボールの多くは、コース内の池に誤って打ち込まれたボール。いわゆる〝池ポチャ〟のボールです。

有名ブランドのゴルフボールは1個500円ほどしますが、ロストボールは中古品ですから1個200円前後で買えます。

ボールの行方が定まらず、明後日の方向へ打ち込むことも多い初心者ゴルファーは、1ラウンドでたくさんのボールをなくしてしまいます。

ゴルフ初心者のお友達には「どうせなくすし、もったいないから、初心者のうちは安いロストボールでいい」という人もいましたが、主人の教えは違いました。

「ロストボールは安いから、なくしても平気だという心理が働いて無意識にプレーが雑になる。高いボールを使っていると思うと、1球1球、丁寧に打つからそれだけ上達も早くなる」というのです。

私はその教えを守って正解だったと思っています。ただ始めのうちは、1ラウンドでたくさんボールをなくしてしまい、その都度新品を買いに行くのが恥ずかしかったという思い出があります。

好きなスポーツを見つけられたら筋トレしなくても足腰は自然に鍛えられます

それから毎週1回は、主人やお友達とコースをまわるのが習慣になり、ラウンドを続けているうちに、もう走らなくても大丈夫になりました。

でも、ボールがあっちへ行ったり、こっちへ行ったりしますから、うまい人の何倍もゴルフ場を歩きます。そのため、ゴルフをするようになってから、自然と足腰が鍛えられました。それからは自宅で筋トレをしなくても、膝が痛くなることはなくなりました。

私の場合はたまたまゴルフでしたが、テニスでもバドミントンでもボウリングでも、なんでもいいので、楽しみながらできるスポーツを見つけられたら、自然と足腰は鍛えられるのではないでしょうか。

正直なところ、ゴルフが好きになるまでには3年もかかりました。それからは逆にゴルフにのめり込み、すっかり夢中になってしまいました。ベンチプレスもそうですが、私はいったん何かを始めると、とことん突き詰めないと気が済まない性分みたいです。

若い頃、一時ボウリングにハマり、マイボール、マイシューズで、毎日のようにボウリング場に通ったこともあります。

いまでこそゴルフ人口が急激に減り、ゴルフ場は閑古鳥が鳴いているそうですが、私がプレーしていた40年前は、ゴルフ全盛の時代です。ゴルフ会員権は高いし、いまの人には想像できないかもしれませんが、週末は並ばないとプレーできませんでした。

そこで私たちは、ゴルフのために静岡県の伊東に一軒家を建てました（当時は茨城ではなく静岡に住んでいたのです）。伊東の周辺には、いいゴルフ場がいっぱいあるからです。

主人は平日、神奈川県の相模原で仕事していましたから、伊東に帰ってくるのは週末だけでした。私は近所にゴルフ仲間がいっぱいできましたから、月の半分くらいは、お友達と連れ立ってゴルフをしていました。それは楽しかったですよ。

ベンチプレスと出合い ゴルフに終止符を打ちました

主人はシングルプレーヤーでしたが、私も最終的にはハンデキャップ18、スコアの平均が90～110くらいのアベレージ・ゴルファーになりました。50歳から始めたにしては上出来だったと思っています。

ゴルフは15年間続けましたが、65歳のときにやめてしまいました。その理由は、2つあります。

その頃、私たちは伊東から現在の住まいである茨城県鹿嶋市へ引っ越してきました。

それは、アメリカの大学を出た息子が海外で働いているため（息子については第5章で詳しくご紹介します）。息子が日本に帰国した際、空の玄関口である成田国際空港から伊東まで足を運ぼうとすると、東京と神奈川を経由しなくてはならないので、かなり時間がかかります。

成田からのアクセスがよいところを探して、主人が趣味の釣りで何度か訪れて気に入っていた鹿嶋に引っ越すことを決めたのです。鹿嶋なら成田からのアクセスがいいですし、物価も安くて暮らしやすい点もポイントでした。

茨城にもゴルフ場はたくさんあります。それも引っ越し先に茨城を選んだ理由の1つでしたが、こちらのゴルフ場は伊東あたりと比べると、正直なところマナーのよくないゴルファーが多かったという印象があります。それがゴルフをやめた第一の理由です。

たとえば、バンカーにボールが入ったプレーヤーは、「ショットするまで、ゴルフクラブの裏面（ソール）を地面につけてはならない」というルールがあります。ゴルフクラブでならしてしまったら、プレーヤーに有利になるからです。

もしそれをやってしまうと、本来なら2打のペナルティが課せられますが、茨城では平気でソールを地面につけてバンカーショットを打つゴルファーが多かったのです。

プレーは遅いし、打数を平気で誤魔化すし……。他にも、マナーが悪いゴルファーを散々目にしました。

もちろん茨城でもグッドマナーのゴルファーが大半で、バッドマナーのゴルファーは少数派でしょう。でも、ゴルフは紳士淑女のスポーツですから、少しでもマナーが悪い人たちとはやりたくないんです。

主人も私もそういう主義でしたから、いつの間にかゴルフ場から足が遠のいてしまいました。

65歳でゴルフ場から足が遠のきましたが、それ以降もお友達に誘われると、たまにはラウンドしていました。それを完全にやめるきっかけになったのは、72歳のときにベンチプレスに出合ったことです。

ゴルフのスイング動作は、体の同じ側を同じ方向へねじり続ける片側運動です。テニスのスイング動作もひねりをともないますが、テニスには利き手側のフォアハンドストロークの他にも、利き手と逆側で打つバックハンドストロークがあります。

その点、ゴルフはテニスと違って、利き手の反対側で打つことは絶対にありません。

ゴルフのような片側運動を続けていると、体の動きに左右差が出てきます。ベンチプレスの場合、体の左右を均等にバランスよく使います。片側運動のゴルフを続けていると、ベンチプレスに悪い影響が出るかもしれない……。そう思ってクラブなどの道具も思い切ってお友達に譲り、ゴルフをやめてベンチプレス1本に絞ったのです。

やっぱり私は一本気の性格のようですね。

東京オリンピックの聖火ランナーになりたいその思いで走り始めました

ゴルフはやめてしまいましたが、歩くことは続けています。柔らかい路面のほうがよいのはわかっていますが、太ももの筋肉もずいぶん鍛えられて膝の負担もなくなったでしょうから、いまは普通にアスファルト舗装の一般道を歩いています。

ベンチプレスのトレーニングのために水戸市にあるジム（140ページ参照）まで通うときは、自宅から最寄りの駅まで25分ほど歩きます。電車で1時間以上揺られて水戸駅に着いてからジムまでも、やはり徒歩で30分くらい。片道約1時間、往復2時間ほど歩くことになります。

自宅から最寄り駅まではだいたいは平坦な道ですが、途中に1か所だけ難所があります。線路をまたいでいる陸橋があるのです。

これが私にとっては、まるで〝心臓破りの丘〟。かなりの急勾配ですが、これも足腰のトレーニングだと思い、途中で休まないで上り下りしています。

テレビを観た人や取材にきた人は、「奥村さんは歩くのが速いですね！」と一様に驚きます。トレーナーさんにその話をしたら、「足腰の筋肉が鍛えられているから、大股でキビキビ歩くだけの体力があるんですよ」とおっしゃいます。

もっと速く歩こうと思ったら歩けますが、私は景色を楽しみながら歩くのが大好き。木々が芽吹いたり、花が咲いたりしている景色を眺めたり、鳥や虫の鳴き声を聞いたりしながら歩くと、長い距離も全然苦になりません。

この間、田植えをしていたと思ったら、もうずいぶんと稲穂が伸びてきた。そんなことを考えながら歩くのは、実に楽しいものです。景色は毎日違いますから、いつも新鮮な気持ちになれます。

自宅と駅との往復は手ぶらではありません。ジムに行くときはお気に入りの「アンダーアーマー」のリュックサックに、シューズやウェア、スポーツタオルなどのトレーニング道具が一式入っています。

帰り道は、水戸駅周辺で野菜などの食材を買い込むので、リュックはさらに重くなります。この間、試しに計ってみたら、背負っていたリュックの重さは7・5kgもありました。これを背負って、最寄り駅からまた心臓破りの丘を上り下りして、25分かけて自宅まで歩いて帰るんです。

坂道を歩いて足腰を鍛えましょう

[上り] お尻と太もも裏側の筋肉を意識
かかとから足裏全体で着地するように
[下り] 太もも前側の筋肉を意識
親指の付け根に力をかけるように足裏全体で着地

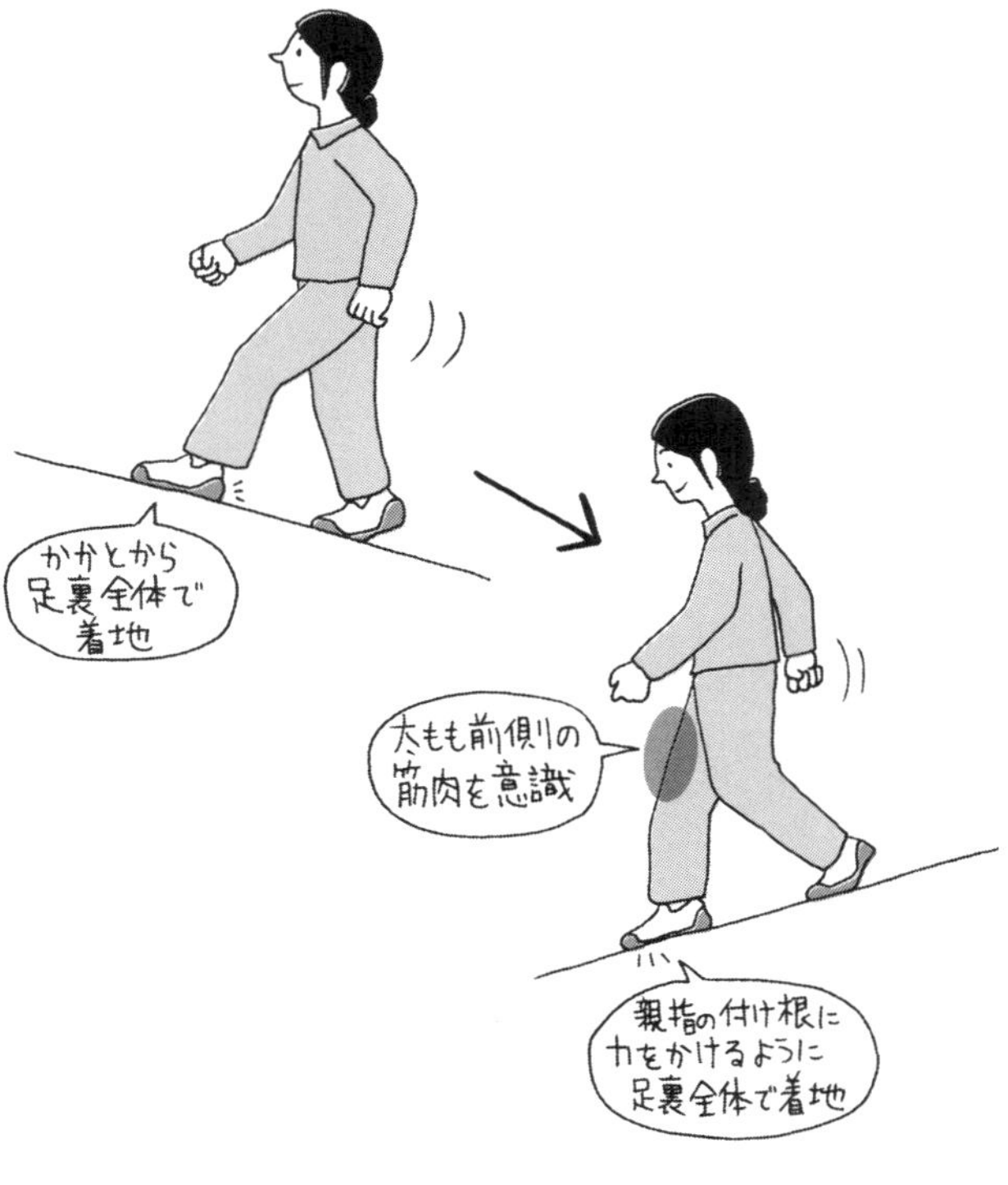

普段の買い物には、最寄りのセブン‐イレブンを利用しています。自宅まで商品を届けてくれるサービスもあるようですが、私は自分の足で歩いて買い物に行きます。

片道700m、往復で1・4kmありますが、これもいい運動になります。足腰のトレーニングになると思ったら、買い物も億劫ではありません。

数年前からはランニングも始めました。

きっかけは2016年、東日本大震災の復興を祈って開催された『未来《あした》への道　1000km縦断リレー』に参加したことです。

このリレーは、青森から東京までの1000kmをランニングと自転車でつなごうという一大イベントでした。ランナーが約1200人、サイクリストが約100人参加しています。コースは途中、地元の鹿嶋地区を通ります。その一部を走るランナーに、私は選ばれて走ったのです。

本番で満足に走れないと迷惑がかかると思い、うちのまわりを少し走ってトレーニングして備えました。

もちろん若いランナーのように速くは走れません。早歩きからちょっと走って、くたびれたらまた歩いての繰り返しです。またいつお声がかかってもいいように、いまでもたまに走っています。

私が走っている理由は、もう1つあります。2020年の東京オリンピック・パラリンピックの聖火ランナーを務めてみたいのです。

全国を巡る聖火は、2020年7月5～6日、茨城県を通ります。聖火がどこを通るかは、まだはっきりとわかっていませんが、うちの近所の地区を通る可能性があります。参加者が募集されたら、ぜひ手を上げて聖火を持って少しでも走ってみたいです。

100メートルでもいいから、トーチを持って走れたらもう最高です。そういう目標を持って、たまに走っています。

ベンチプレスもそうですが、明快でわかりやすい目標があると、トレーニングはやる気になります。だから「聖火ランナーになりたい」という目標を掲げて、たまにランニングしているんです。

49年間持ち続けた運転免許証を自主返納 それだけ歩く時間が増えました

私は2018年5月25日、自動車の運転免許を自主返納しました。このことは、南アフリカで行われたベンチプレスの世界大会からの帰りの飛行機で決めました。私は39歳で運転免許を取得しましたから49年間、免許を持ち続けていたことになります。

実をいうと、まだ運転には自信があります。でも、最近では高齢者がアクセルとブレーキの踏み間違いなどで事故を起こすケースが、よく報道されています。この先、私もいつ何時うっかりミスで事故を起こさないとも限りません。

ありがたいことに、私は地元・鹿嶋市名誉市民の栄誉をちょうだいしています。第1号は、鹿島アントラーズの選手で、のちに監督も務めたブラジルの英雄、ジーコさんだとか。2番目が誰かは存じ上げませんが、どうやら私は3番目らしいです。

あの有名なジーコさんと同じ賞をもらっている人間が、万が一でも事故を起こすと、おそらくベンチプレスの世界チャンピオンである事実も含めて、興味本位の報道をされるかもしれません。

杞憂かもしれませんが、そうなると鹿嶋市にも、ベンチプレスを一緒に頑張っている仲間にも迷惑がかかります。それを避けたかったのです。

返納を決意して警察に出向くと、「更新期限は90歳の誕生日までですね。あと2年間は有効ですよ。本当に返納していいのですか？」と念を押されました。でも、私は「事故を起こしてしまってからでは遅いですから」と決意をかえませんでした。

愛車はトヨタの「カローラ レビン」というスポーツクーペでした。主人と一緒に29年間乗り続け、走行距離は延べ17万㎞にも達しました。最後まで大事に乗っていたので、手放す寸前まで状態はかなり良好でした。何しろ、汚れるし自動車にも負担をかけてしまうということで、雨の日は乗らなかったくらいですから。

カローラ レビンは名車の呼び声も高く、状態のよいものが少ないそうで、知り合いのトヨタの方が「うちで預かりたい」というので差し上げました。

これだけ大切にしたのだから、自動車だって大喜びでしょう。保険料などの自動車の維持費も結構かかりますから、免許を返納してよかったと思っています。

免許を返納した高齢者に、鹿嶋市はバス券を10枚くれます。1年間で10枚ですから、とても足りません。

近所に「いつでも自動車に乗せてあげるよ」とおっしゃってくださる知人

がいます。トラックのドライバーをされていたので、腕に自信があるのでしょう。でも、せっかくですが、私はお断りしています。

私自身、免許を持っている間も主人以外、他人様を乗せたことがありません。のろけているのではありません。次のような、主人のいいつけを守っていたのです。

「自動車に他人を絶対に乗せてはいけないよ。乗せてもらうときはニコニコとえびす顔になるかもしれないけれど、万一事故でも起こしたら鬼の形相になるかもしれない。どんなに自信があっても他人を乗せるものではないんだ」

そのいいつけが心に残っているので、私は他人様の自動車に便乗させてもらうのではなく、自分の足で歩いて買い物に行くようにしています。

それ以前から私は歩くほうでしたが、免許を返納してから、もっと歩くようになりました。更新期限ギリギリの90歳まで粘って歩き始めるより、少しでも体力があるうちに歩き始めたのは正解だったと感じています。

免許を返納してしばらくしてから、息子から電話があったので、免許を返してついに買い物に自動車が使えなくなったという話をしました。

するとと息子は、こういって笑うじゃありませんか。

「お母さん、戦時中の買い出しを思い出して、懐かしいんじゃないの？」

そう、息子のいう通りです。私の娘時代は、どこへ行くにも歩くのが当たり前でした。


1945年5月29日、実家の横浜で「横浜大空襲」に遭って焼け出され、富山にある祖母の家に疎開しました。すると、終戦間際の同年8月1日から2日にかけて「富山大空襲」に遭い、祖母一家とともに焼け出されました。自動車もありませんし、街には電車も走っていません。

そのときは生きるために歩きまわって食べ物を確保しました。そうしなければ、飢えてしまうからです。

戦後、横浜に引き上げてからも、リュックを担いで買い出しに出かけていました。家族の大事な食料が入っていると思うと、リュックの重さもまったく苦になりませんでした。

思い返すと、どこへ行くにも歩く他なかった昔の人のほうが、ずいぶんと健康だったかもしれません。自動車は便利ですが、便利なものに慣れすぎると体を動かさなくなり、筋肉も脳もボケてしまうのかもしれません。

食器は手洗い、洗濯機は2層式　手抜きをすると脳も体も衰えます

毎日食事をつくって食べたあと、食器は手洗いしています。1人分の食器なら手で洗ったほうが早いですし、水の無駄にもならないと思っています。

お友達には、食器洗い機を使っている人が大勢います。「正子さん、食器洗い機は便利よ」とすすめてくれますが、自分でできることまで機械に任せてしまったら体が衰えてしまいますし、ボケにもつながります。

洗濯機は、2層式を使っています。

洗濯から乾燥まで全部こなしてくれる全自動洗濯乾燥機が主流の世の中ですから、私が2層式を使っているというと、みなさん驚かれます。

でも、2層式は洗剤も水も使用量が少ないから経済的で、エコなんです。なにせ私は、洗濯槽の水を捨てないで、白い物から始めて色柄物へと何回かに分けて洗濯します。最後にいちばん汚れている物を洗濯します。

洗剤も最初に入れたっきりですし、すすぎは全部まとめて一度に済ませます。すすぎが終わったら、脱水槽に入れて脱水して、あとは天日で干すだけ。手間でも、なんでもありません。その昔は洗濯板でゴシゴシ洗っていたんですから、2層式が不便だと文句をいったら罰が当たりますよ。

いまの洗濯機は、もう15～16年は使っているかしら。先日、洗濯機からヘンな音がするようになり、「いよいよ壊れたかな?」と不安になりましたが、電気屋さんにきてもらったら、「ゴムが緩んでいただけですね。新しいのに交換すれば、まだまだ使えますすよ」と太鼓判を押してくれました。

たとえいまのが壊れてしまったとしても、また2層式を買って使いたいと思っていますけどね。

2層式洗濯機って、まだ売っているのかしら？

庭と畑は自分ができる範囲で管理雑草とりからは卒業しました

亡くなった主人は、すごく優しくて楽しい人でした。いまでもいろいろと思い出します。亡くなる前、残される私に負担をかけまいと、精一杯気をつかってくれました。

「オレが死んでも戒名はつけるな、俗名でたくさんだ」

主人は、そういいました。戒名はお坊さんのビジネス。死んだ人が、あの世に行って、「ああ、オレはいい戒名をもらって幸せだった」と感謝するわけがない。主人はそういって笑っていました。

こんなこともいっていました。

「オレの仏前に花を備えるな。ロウソクも立てるな」

理由を聞くと、こういう答えが返ってきました。

「何かの拍子で花瓶が倒れたら、水浸しになってしまう。それくらいならまだいいけど、万一地震が起きたときに、火のついたロウソクが倒れてしまったら火事になる。死んだ人間のために、生きている人間が苦労するのはおかしな話だからね」

そう諭されたので、このいいつけをきっちり守っています。

死んだ人のいいつけをいつまでも守ってそれに縛られているなんて……。そう思う人もいるかもしれませんね。

主人とはずっと一緒でしたから、ひとりになって寂しくないといえば嘘になります。でも、主人との約束を守っていると、まるで一緒にいるみたいで寂しさが紛れるんです。

うちを出るときには、主人の写真に向かって「行ってくるからね。留守番よろしくお願いね」と声をかけます。外出先から戻ったら、また主人の写真に向かって「今日はこんなことがあったのよ」と語りかけています。夜、ちょっとワインを飲むときも、主人に話しかけながら飲んでいます。

もちろん主人が生きていたときと、なんでも同じようにしようとすると無理があります。

庭の芝生と畑を、主人はとても大事にしていました。庭にはニガウリを植えて、夏になるとニガウリを300本くらい収穫して、そのまま自分たちで食べたり、乾燥させてお茶をつくったり、欲しい方には差し上げたりしていました。

さすがに300本も私ひとりでは収穫できませんから、ニガウリづくりはもうおしまいにしました。

かつては芝生に雑草が生えたら、端から摘んでいましたが、頑張ってやっているうちに腱鞘炎《けんしょうえん》になってしまいました。

ひとりでなんでもやろうと背伸びをするのは考えものです。雑草だって命があるもの。生えてくるのは仕方がない。そう頭を切りかえて、庭と畑は自分ができる範囲内でちょっとずつ手入れを続けています。

年齢を決していい訳にしない 高齢者こそトレーニングしましょうよ

歳をとっても、自分の体力に合ったトレーニングはやはり必要です。頑張りすぎるのは禁物ですが、私のようにベンチプレスという目的がなくても、皆さんが自分のできる範囲で運動にとり組んでもらいたい。私はそう思っています。

私がテレビの取材を受けたり、こうして本を書いたりしているのは、ひとりでも多くの人に「もう90歳になる年寄りでもベンチプレスができるのか。私だって何かやれるかもしれないから、今度近くのスポーツセンターを覗《のぞ》いてみようかな」などと運動に興味を持ってもらいたいからです。

まわりのお友達の話を聞いていると、私よりも10歳以上若いのに、すぐにこんな話をします。

「もう歳だからいいや」

「若い頃と同じようにできない」

「歳をとってから運動するのは危ない」

私は、なんでも歳のせいにするのは、やめたほうがいいと思うんです。歳だからできないのではなく、なんでも、やるか、やらないかです。年齢をいい訳にして、やらない理由を並べてしまうのはもったいないです。

ウォーキングでもなんでも、一度やってみて自分に合わなかったり、興味が持てなかったりしたら、次の何かを探せばいいだけです。私だってゴルフもベンチプレスも、まさか自分がハマるとは思ってもみませんでした。

人生は誰でも1回きりです。気持ちを前向きにして、なんでも試してやろうという気概で臨んだほうが絶対に楽しいです。

私がいま挑戦したいのは、ロッククライミング。何十年も前にアメリカ・ラスベガスで初めて間近で見て、いつかやってみたいと思っていたんです。最近は日本でも体験できる施設が増えてきましたから、そのうちやってみるつもりですよ。

年寄り同士が集まると、出てくるのはだいたい孫か、病気か、年金の話。もっと自分の体を気づかって、運動をやってみましょうよ。日々の元気は、自分でつくれるものです。

テニスでも卓球でも体操競技でも、最近では若いスポーツ選手が活躍しています。その活躍ぶりを見ると頼もしく感じますが、スポーツは若い人たちだけの専売特許ではありません。何歳であっても必要なもの。私はそう声を大にしていいたいです。

第4章

72歳からのジム通い

主人のリハビリにつき合ってジムへ 16年前、72歳のときでした

この章では、いよいよ私が打ち込んでいるベンチプレスについてお話ししたいと思います。私がベンチプレスと出合ったきっかけは、主人が交通事故に遭ったことです。

16年ほど前、修理に出していた愛車トヨタ・カローラ レビンを工場へ受けとりに行った帰り道、主人が運転する自動車が後ろから追突されました。あとで聞いたら、後ろからぶつけたドライバーは下駄履きで、その下駄がアクセルペダルにはまり、ブレーキが利かなくなってしまったそうです。

自動車の損傷も軽く、助手席に乗っていた私は幸い軽症で済みました。でも、主人のほうは、むち打ち症で頸椎《けいつい》（首の骨や神経）をやられてしまいました。そのまま入院です。

入院した直後の主人は、痛み止めの注射でなんとか痛みを抑えているよう

な状態でした。

注射を打つとよくなるのに、夜中に痛み止めが切れると起きて「痛い、痛い」とうなされる日々がしばらく続きました。

そこへ赴任先の海外から、息子がお見舞いにやってきました。

息子は主人の状況を見て、こういいました。

「お父さん、痛み止めの注射ばかり打っていると骨がボロボロになるよ」

私には、その理屈はわかりません。でも、息子はアメリカで「生化学」という分野を勉強していました。医師ではありませんが、薬については専門的な知識があります。

「お父さんはどうしたらいいの？」

私が尋ねると、息子はこう答えました。

「自分で運動して治すしかないよ。痛みがある程度とれてきたら、筋トレして背骨を支えられるように強くしないと」

50歳のときに膝を悪くしてしまった私に、若い整形外科医のお医者さんが教えてくれたこととまったく同じでした。

主人と私はずっとゴルフをやっていましたが、前述したようにその頃はもう行かなくなっていました。それに息子がいうには、ゴルフだけでは背骨を守る筋肉は鍛えられないそうです。

痛みがとれて退院した後、息子の助言に従って、主人は自宅の近くにあったスポーツジムに入会しました。そして、私もつき添いで入会することにしました。私はずっと主人と何か一緒にできるものを探していたのです。

それから週2、3回のペースで、ふたりでジム通いすることになりました。

そのとき私は72歳になっていました。普通72歳というと、長年続けてきたスポーツを「もうそろそろ危ないから」とやめてしまう年齢かもしれません。

私の場合、72歳から新しい運動に挑みました。それがベンチプレスへとつながっていったのです。

10か月で30kg挙げられるようになり市民大会で優勝しました

私たち夫婦は、初めのうちは見よう見まねでマシンを使ったり、ダンベルを挙げたりしていました。

ジムへ行くたびに、重たいバーベルを挙げている若い人たちが目に入ります。すると主人が「なんだか面白そうだな」と興味を持つようになり、それにつられて私も「やってみようかな」と思うようになりました。それがベンチプレスとの出合いだったのです。

ベンチプレスを始めたら、背骨を支える筋肉が鍛えられたのでしょう。そのうち主人の頸椎の痛みも出なくなりました。

リハビリのつもりで始めたジム通いでしたが、私たちはいつの間にかトレーニングに魅せられていました。

私の場合、家族の影響もちょっとはあったのかもしれません。私の父は、若い頃、ボクシングで鍛えていました。昭和初期の日本ボクシング界のスター、ピストン堀口さんのジムに通っていたのです。時代が時代で、父は兵隊にとられていきましたから、父との思い出は残念ながら私にはあまりありません。でも、ジムで鍛えるという点で、私は父の血を受け継いでいるのでしょう。

あらためて説明すると、ベンチプレスとはシャフト（バー）の両端にプレート（重り）を何枚かつけて、それをベンチに仰向けになってまっすぐ押し上げる種目です。私が出ているような国際試合になると、それにもっと細かいルールが加わります。

始めのうちは、プレートをつけていないシャフトだけを挙げるので精一杯でした。だって、シャフトだけでも20kgもあるのですから！

それでもスポーツジムに定期的に通って、毎回トライしているうちに、両端に小さいプレートがつけられるようになりました。

嬉しいもので、努力すれば、つけるプレートがだんだん増えてきます。自分の努力が成果としてはっきり現れるのが面白くて、ジム通いが楽しくなっていきました。

この歳になっても自分が成長しているという実感が、やる気へとつながっていったのです。

重たいウェイトが挙げられた日は、「やった！」と快哉《かいさい》を叫びたくなります。達成感がありますから、きっと幸せホルモンが出ているんじゃないかしら。そんな日は何を食べても、いつもより何倍も美味しく感じます。

ベンチプレスを始めてから、体もかわりました。

女性は歳をとると胸がペタンコになって、重力に負けて垂れ下がってきますよね。でも、ベンチをやると胸の「大胸筋《だいきょうきん》」という筋肉が鍛えられるから、胸が張って上がってきます。

これもベンチプレスを続けるモチベーションの1つになりました。女性はいくつになっても、凛《りん》としたきれいな姿勢でいたいものなんです。

私はいまでも「姿勢がいいですね」とよく褒められます。昔は姿勢にうるさくて、学校でも背中に長い定規を先生が入れて、背すじを伸ばせと教わりました。

授業中に少しでも姿勢が悪くなると、すかさずチョークが飛んできたものです。いまなら虐待だと騒がれるかもしれませんね。

姿勢がいいのはこうした娘時代の躾《しつけ》の賜物であり、それに加えてベンチプレスのおかげでもあると思っています。

始めてから10か月くらいすると、ベンチプレスで30kg挙げられるようになりました。周囲の人に聞いてみると、それはどうやらスゴいことらしいです。そして「試合に出たほうがいいよ」とすすめられるようになりました。

私はベンチプレスの試合に出るなんて、これっぽっちも考えていませんでした。自分が少しずつ成長していくことが、ただ嬉しかっただけです。

でも、周囲の人たちがあまりに熱心にすすめてくれるので、「そこまでおっしゃるなら、いっぺんだけ試合に出てみようかな」と、私もその気になったんです。

その頃、地元の鹿嶋地区でベンチプレスの市民大会が行われていました。そこに出場して30kgを挙げて、70歳以上の部で優勝しました。

そのときに審判を務めていた女性が、「奥村さんにはまだ伸びしろがあるから、40kgくらいはすぐ挙がるようになりますよ」とおっしゃってくれました。ゴルフを長くやっていたことで、基礎となる体力の下地のようなものが、知らない間に身についていたのかもしれません。

その審判の女性の言葉を聞いて、本格的にやる気にスイッチが入りました。「どこまで重たいのが挙げられるか、やってみよう！」と闘争心に火がついたのです。

6年前から世界大会へ挑戦　本格的なトレーニングを始めました

その後、主人とふたりで10年くらい近所のスポーツジムに通いました。同じ目標に向かって切磋琢磨する仲間同士でした。

主人はトレーニングをしながら、横目で私の様子も見てくれていましたから、ジムからの帰り道に「こうしたほうがもっとフォームが安定するから、重たいウェイトが挙がるようになるよ」といった具合にアドバイスをくれたものです。

そうやって切磋琢磨しているうちに、私はベンチプレスで40kg以上挙げられるようになりました。審判の女性の見立ては正しかったのです。

ベンチプレスでは、自分の体重と同じウェイトを持ち上げるのが1つの目標です。私の体重は47kgですから、その目標にかなり近づけたといえます。

ある実業団の大会に参加した際、ある役員さんから「奥村さん、ベンチプレスの世界大会に出てみたらどう？　きっと優勝できるよ」と誘われました。「私のような、どこにでもいるような田舎のおばあちゃんが、世界チャンピオンに？　無理よ、そんなの！」と思いました。でも、調べてもらったら、私の年齢で40kg以上挙げている人は、世界を見わたしてもいないようでした。

その頃、私は82歳になっていました。「80歳を超えて、世界チャンピオンになるのも悪くないわね」と思い直した私は、本腰を入れて、本格的にベンチプレスのトレーニングをしようと決めたのです。

それまで私たちが通っていたのは、ごく普通のスポーツジムでした。ベンチプレスの指導者がいるわけではありません。ベンチプレスはあくまで趣味の延長線上ですから、仲間同士で試行錯誤しながら鍛えている状況でした。

そんな状況では、これ以上強くなれない。そう思った私たちは、専門的な指導をしてくれる場所を探しました。

地元の鹿嶋には、ベンチプレスを教えてくれるようなジムは見当たりません。そこでいろいろと探してようやく見つけたジムは、水戸市にありました。

そのジムの名前は「ＯＬＩＶＡ・ボディビル＆フィットネスジム」といいます。雰囲気も温かいし、経営している会長の神白徹雄さんがとてもいい方だったので、一度で気に入りました。

そこに週2回、主人とふたりで通うことにしました。

自宅から徒歩20分、最寄り駅からＪＲ水戸駅までは電車で1時間ほど。朝食を済ませて8時半の電車に乗ると、10時前には水戸駅に着きます。そこから30分歩いてジムに向かいます。

ウェアを着がえてシューズを履いたら、10時半からトレーニングを開始。トレーニングの時間は毎回およそ2時間です。

会長さんは、李さんというトレーナーを私につけてくださいました。それからはマンツーマンのパーソナルトレーニングです。

李さんは、優しい人なのですが、トレーニングで追い込むときは徹底的に追い込みます。だから私は「あなたは仏様だけど、ときどき鬼軍曹になるね」といっています（笑）。

私とは歳の差がちょうど30歳。私が90歳のときに李さんは60歳で還暦だから、ふたりで盛大にお祝いをしましょうといつも話していました。

ベンチプレスは20kgから徐々に重たくします　スクワットとデッドリフトも始めました

ベンチプレスのトレーニングは、毎回シャフトのみの20kgからスタートします。いきなり重たいウェイトに挑むのではなく、フォームをつくってから少しずつウェイトを上乗せしていきます。

若い人ならいきなり重たいのを挙げても平気かもしれませんが、私の場合は年齢が年齢ですから、さすがにそういうわけにはいきません。ケガをするのが、いちばん怖いですから安全運転を心がけています。

シャフトのみの20kgを数回やってから、プレートをつけて25kgを挙げ、次は27・5kgを挙げて……。こんな調子で小刻みにウェイトを上乗せし、最終的には30kgを8回挙げます。

いつもはこんな感じですが、試合が迫ってくると、本番に備えて自分の限界に近い40kg以上までウェイトを上乗せしていきます。

ベンチプレスで強くなるには、ベンチプレスだけをやっていては足りません。バーベルを肩に担いで屈伸するスクワットや、床に置いたバーベルを引き上げるデッドリフトといった、下半身や背中のトレーニングも必要になってきます。

ベンチプレスは胸と腕だけの運動だと誤解されがちですが、実際は全身運動です。重たいウェイトを挙げるときには、両足で床をグッと踏ん張る必要があります。それにブリッジして（背中を反らせて）正しいフォームをつくるには、背中の筋力も欠かせません。

だから、足腰を鍛えるスクワット、背筋を鍛えるデッドリフトをやっているのです。最初は自重（自分の体重）から始めましたが、いまでは重りをつけてやっています。この2種目をやるようになってから、ベンチプレスが確実に強くなりました。

スクワットもデッドリフトも、ベンチプレスと同じようにシャフトのみの20kgから始めました。

続けるうちに徐々にウェイトが上乗せできるようになり、いまではスクワットでも45kgを担ぎます。お尻をいちばん下まで下ろすフルスクワットです。

それを現在は8回×3セットできるようになりました。デットリフトも、やはり8回×3セットやるようにしています。

ベンチプレスも心技体
頭を使うからやっていて楽しい

私がベンチプレスをやっているのを知っているお友達からは、「鉄の塊を挙げて、いったい何が面白いの？」なんて冷ややかされています（笑）。興味のない方にはわかりにくいかもしれませんが、ベンチプレスは想像以上に奥深くて楽しいものです。だから飽きずに17年も続けてこられたんです。スポーツでは「心技体」が重視されます。それはベンチプレスもまったく同じです。

ベンチプレスは「体＝筋力・パワー」だけの競技のように思うかもしれませんが、心技体が整わないと重たいウェイトは挙げられません。

心技体の心の部分では、「自分はできる、きっと挙げられる！」という強い気持ちが大事になってきます。

たとえば、トレーニングで30kgを5回挙げて、自分としては「もう今日は十分。これ以上は挙がらない」と思っていても、トレーナーさんに「調子いいですね。あと1、2回挙げてみましょう！」と励まされると、強気になってもう1、2回挙げられます。

逆に夏場に体重が少し落ちたりして「これでは重たいのは挙がらないかな」と弱気になってしまうと、いつもなら平気で挙げられるウェイトでも、まったく歯が立たなくなります。

ベンチプレスは、このようにメンタルスポーツでもありますから、体だけでなくメンタルも鍛えられると私は実感しています。

心技体の技の部分では、「OLIVA」に通うようになり、専門家の会長さんやトレーナーさんに多くを学び、たくさんの気づきがありました。

いますごく気にしているのは、ちょっとマニアックになりますが、両脚の開き具合です。

仰向けになるベンチにぴったりつけたほうがいいのか、それとも少し離したほうがいいのか。つま先は平行にしたほうがいいのか、それともハの字に開いたほうがいいのか。両脚の開き具合で、背中を反るブリッジの高さもかわり、挙げられるウェイトにも差が出てきます。

毎回トレーナーさんの指示通りにするだけでは、進歩がありません。自分なりに「今日は脚が近づきすぎたかな」とか「今日は脚の開き具合が絶妙だったから、最後までバテないで力が出せたな」といった具合にあれこれ考えながら取り組んでいます。

これだけ長くやっていても毎回何かしらの新しい発見があるので、次のトレーニングが待ち遠しくなります。私にとってのベンチプレスは、絶好の〝頭の体操〟でもあるのです。

頑張りすぎないから頑張れる それが長続きの秘訣です

会長さんは「奥村さんはメンタルが強い」とおっしゃってくださいます。「年齢に関係なく、ひとりの人間として、いまできることを精一杯やる。その気持ちが続いているのが素晴らしい」とおっしゃいます。ありがたいお言葉です。

私はベンチプレスを鍛えるためにジム通いをしていますが、同じジムにはボディビルディングのために鍛えている若い男性もいれば、ダイエットのために汗を流している中高年の女性もいます。

ジムでトレーニングに励んでいるときは、私は自分の年齢を完全に忘れています。

ベンチの前、それにジムの中では誰もが平等、性別も年齢もまったく関係ありません。だからジムでは誰とでも挨拶するし、若い人たちとも話します。

自分の孫のような年齢の人とも、トレーニングという共通の話題があるのは嬉しいものですし、張り合いもあります。

「奥村さんは、決して頑張りすぎないのがいい」

会長さんは、そうもおっしゃいます。そして、こんな話をしてくれました。私よりも少し年下の女性で、やはりベンチプレスを頑張って、重たいのを挙げて試合に出た方がいたそうです。

でも、始めの試合で調整に失敗。重たいのが挙がらなくて、試合に負けてしまったそうです。そこで気持ちが折れてしまい、ベンチプレスをやめてしまったそうなのです。

会長がいうように、私は今日できることを精一杯やろうと思っているだけ。背伸びはしないようしています。また明日頑張ればいいんだもの。

トレーニングは、日々の積み重ねです。私だってベンチプレスを始めた当初、まさか17年も続けるなんて思ってもいませんでした。

ただ先週より重たいものが挙げられるのが嬉しくて、「今週もまた頑張ってみよう」と思っただけ。その繰り返しです。

年齢とともに筋力は衰えるはずですが、私の記録は少しずつですが、右肩上がりになっています。

それが嬉しくて、楽しくて、今日まで続けてこられたのです。

ジムに向かう電車内で音楽で気分を盛り上げ気持ちを強くします

ベンチプレスの仲間から「トレーニングしたくない日もあるでしょう?」と聞かれることもあります。

けれど、私には毎回発見がありますから、ジムには毎回ワクワクしながら通っています。

「今日は久しぶりに40kgに挑戦するぞ!」

朝からそう心に決めた日は、自宅から水戸まで向かう電車に乗っている最中から、気持ちを盛り上げます。

そのときに活用しているのは音楽です。私には最新の音楽プレーヤーの操作は難しいので、息子がｉＰｏｄに私の好きな音楽をたくさん入れてくれました。

今日は頑張るぞという日には、威勢のいいマーチを聴きながらジムに向かいます。『星条旗よ永遠なれ』とか『アイーダ行進曲』とか『太平洋行進曲』といった音楽を車内で聴いていると、気分が少しずつ盛り上がってきます。

長渕剛さんの曲にも励まされます。『乾杯』という曲を聴いて好きになりました。とくに私のお気に入りは『とんぼ』です。

不思議なご縁ですが、長渕さんの奥さんである志穂美悦子さんもまたベンチプレスをやっていらっしゃいます。

悦子さんには大会で何度かお会いしたことがあり、「今度夫のコンサートにぜひきてください」と誘っていただきました。まだコンサートには行けていませんが、近いうちに約束を果たしたいと思っています。

80歳を超えて海外の舞台へ これまで4つの金メダルを獲得しました

国際パワーリフティング連盟（ＩＰＦ）が主催している世界ベンチプレス選手権大会に、これまで私は5回出場して金メダルを4回獲得しています。クラスは70歳以上の部、最軽量の47kg級です。

70歳以上の部しかないのは、80歳以上になってもベンチプレスをする人が少ないからでしょうか。私はいまも70歳以上の部で、20歳くらい若い人たちとも戦っているのです。

私が参加したこれまでの世界大会は過去5回、すべて海外で行われました。2013年に初めて出た世界大会は、チェコの首都プラハで開催されました。プラハを訪れたのは初めてでしたが、悠久の歴史を感じさせる素晴らしい街でした。

古都プラハの大会で私は優勝して、生まれて初めて金メダルを胸にかけてもらいました。記録は42・5kg。よその国で君が代が流れて日の丸が揚がると、心から感動します。嬉しかったですね。

このときばかりは、オリンピックで金メダルを獲ったアスリートたちの気持ちがよくわかりました。

世界大会は毎年行われています。14年はイギリスのノーサンバーランド、15年はアメリカのコロラド州オーロラという場所で行われ、ここまで私は初出場から3連覇しました。14年の記録は42・5kg、15年の記録は45・0kgでした。

16年はデンマークのロドビーで開催されました。私も4連覇をかけて参加しましたが、フライト中のエコノミークラス症候群らしき症状の影響で失格。17年のリトアニア・カウナスでの大会は、前のメディカルチェックでまさかの脳梗塞が発覚し、出場を断念しました。（その経緯については51ページで触れた通りです。）

海外遠征には往復の飛行機代と宿泊代を含めて40万円くらい費用がかかりますが、すべて自腹です。年金生活の私には費用の捻出が難しいので、息子が援助してくれています。

日本とはまるで違った環境に身を置くわけですから、海外の大会では国内以上に体調管理が大切になります。だから私は、日本からご飯、ミネラルウォーター、梅干し、味噌といった食料品を大量に持ち込みます。

ご飯は炊飯器がなくても食べられるように、お湯を注ぐだけでできあがる「アルファ米」。試合前には、おにぎりを食べないと私は力が出せないのです。スーツケースの重さは、だいたい30kgにもなります。その半分くらいは食料品です。

大会に一緒に参加する若い仲間たちが、「奥村さん、運ぶのを手伝いますよ」といってくださいますが、丁重にお断りしています。だって自分の荷物を自分で持てないのに、ベンチプレスを挙げるというのもヘンな話でしょ。

大会1か月前からは禁酒 そのかわりクレアチンを飲みます

私はお酒も好きです。夕食は食べませんが、そのかわりに赤ワインか日本酒を1、2杯飲むことがあります。

お医者さんに聞くと、「奥村さんは肝機能も正常だし、たまにワインを飲むくらいなら問題ありませんよ」といってくださいます。赤ワインには「ポリフェノール」という成分が含まれていて、体によいそうじゃないですか。

でも、ベンチプレスの試合の1か月前からは、お酒は一切口にしません。日頃の鍛錬を発揮するタイミングで、お酒のせいで実力が出せなかったら悔しいですから。

大会の1か月前からは、完全に禁酒します。試合が終わってから、仲間たちと祝杯をあげるのが、楽しみになっているんです。

お酒のかわりに飲むのは、試合前にだけ飲む「クレアチン」のサプリメント。トレーナーさんがすすめてくださったものです。

私は普段サプリメントを一切飲みません。熱が出て多少風邪っぽいなと思っても、風邪薬も飲まないで我慢しちゃうくらいです。ドーピングに引っかかるのが怖いですからね。

国際大会にはドーピング検査があります。使用が禁じられている薬物を使っていないかどうか、選手の尿を抜き打ちで検査します。

サプリメントや風邪薬には禁止薬物は含まれていないはずですが、何かの拍子で微量の成分が引っかかる可能性は否定できません。

飲んでから、どのくらいの期間で成分がすっかり抜けるかもわかりませんから、サプリも風邪薬も一切飲まないでいます。

でも、クレアチンだけは別。筋肉のエネルギー源になってくれるからです。

クレアチンという成分は、誰の筋肉にも含まれています。そして、ベンチプレスのように大きな力を一気に出すとき、エネルギー源になってくれます。その持続時間はたったの7秒間。いわゆる火事場の馬鹿力も、クレアチンのおかげかもしれません。

クレアチンをたくさん貯めておいたほうがベンチプレスには有利ですが、その貯蔵量は限られています。だから、1か月前からクレアチンのサプリメントを飲み続けて、筋肉内の貯蔵量を増やしておくのです。

これはベンチプレスの試合に出る選手なら、誰でもやっている調整法です。万が一でもドーピングに引っかからないように、アンチ・ドーピングの認定を正式に受けている製品を選んで摂っています。

次の大会で50kgを挙げて世界新記録で優勝したい

2018年の大会は、南アフリカのポチェフストルームという街で行われました。ここでも私は金メダルを獲得できました。記録は42・5kgです。

ベンチプレスの試技は、全部で3回あります。そのなかで挙げたいちばん重たいウェイトが、記録として採用されます。

この大会では、2回目の試技の前に「彼女は今年88歳になります！」と会場でアナウンスされました。そうしたら、観衆が全員立ち上がってスタンディング・オベーションをしてくれました。

日本人は海外では実年齢よりも、うんと若く見られます。私も「正子は60代か？」とよく間違えられます。嬉しいことです。実際の年齢を聞いて、観衆も他の選手たちも驚いたのでしょう。

試技が3回終わってから、世界30か国ほどから集まっている代表選手たちが、「あなたと一緒に写真が撮りたい！」と列をつくってくれました。最高に嬉しかったですね。ベンチプレスを続けてきてよかったと思いました。

この南アフリカ大会は、試合よりも移動が大変で骨が折れました。過去5

回の遠征でいちばん過酷でした。

まずは成田国際空港から香港の空港まで4時間ほどかけて飛び、それから南アフリカのヨハネスブルグまで、ざっと22時間のフライトです。トランジットなんかも含めると、所要時間は30時間程度。丸1日以上です。ヨハネスブルグから会場となるポチェフストルームまでは、2時間のドライブでした。

試合の翌日、ベンチの仲間と動物保護区で野生動物を観るサファリツアーに繰り出しました。これも大変でした。舗装もされていない穴ぼこだらけの悪路を、ジープみたいな乗り心地の悪い自動車に揺られながら、2時間以上も走りました。

私は疲れ果てて動物を見る余裕すらなかったくらいです。正直なところ、こんなに疲れるのなら、もう二度と南アフリカなんかに行きたくないと思ったくらいでした（笑）。

南アフリカは南半球にあるので、北半球の日本とは季節が真逆。日本はゴールデンウィーク直前の時期で春だったのに、南アフリカは冬です。寒さは予想以上で、風邪を引いてしまいました。咳も止まらなくて食欲も落ち、体重が一気に3kgくらい落ちてしまいました。ベンチを持ち上げるだけではなく、長い距離を移動して日本とはまるで違った環境下で普段の力を出す。これが世界大会の難しいところです。

大会後、国際パワーリフティング連盟の会長を務めているジョアン・スミスさんが、私にこういいました。

「正子、２０１９年の世界大会は日本で開催されるから、そこでまた会いましょう！」

でも、私は「たぶんね」と曖昧な返事をしました。その年、私は数え年で90歳になりますし、南アフリカ遠征で自分の体力に少し自信を失っていたからです。

私は国内の大会で50kgを挙げたことがあります。これは私のクラスの世界記録なのですが、ルール上は世界大会で挙げないと世界記録として認められません。世界大会の正式な審判が見ているところで挙げないと、世界での公式記録にならないのです。

スミスさんには曖昧な返事を返しましたが、私は秘かに日本での世界大会に出場し、50kgを挙げて世界新記録で優勝することを目標にしています。そのために、今日もまたトレーニングに精を出しているのです。

ひとりでは何もできない だから私はいつも感謝の気持ちを忘れない

「歳を重ねたら、実るほど頭を垂れる稲穂になれ」

「自分ひとりでは何もできない。周囲の人たちへの感謝を忘れるな」

私は小さい頃から両親にそういわれて育ちました。この言葉は、いまでも私の行動原理になっています。

若い人と違って、歳をとってからベンチプレスのようなトレーニングを続けるには、本人の努力はもちろんですが、まわりの方々のサポートが欠かせません。

ここまで続けてこられたのは私ひとりの力ではなく、主人、会長さん、トレーナーさん、息子を始め、公私に渡って私に関わってくださっている皆さんのお陰だと感謝しています。

この感謝の気持ちは、一時も忘れたことがありません。

試合で名前をコールされてベンチに向かう前、私にはルーティンがあります。それは、胸を拳で3回叩くことです。

1回目は亡き両親に対して。「丈夫に産んでくれてありがとう。この歳まで元気でベンチプレスができています」という感謝の気持ちを込めています。

2回目は主人に対して。「15年間、切磋琢磨してくれてありがとう。おかげで、世界の晴れ舞台でのびのびと戦えています」という感謝の気持ちを込めます。

そして3回目は息子に対して。「いつも気にかけてくれて、いろいろなことを教えてくれてありがとう」という感謝の気持ちを込めています。

南アフリカでの世界大会では、これに新しい感謝のルーティンが加わりました。

ベンチに仰向けになると、補助の方がバーベルを渡してくれます。そして、私のタイミングで合図を送り、補助を外してもらってから試技に入るのです。

これまでは緊張して集中していたので、無言でバーベルを受けとっていたのですが、あるとき息子からこういわれてハッと気づきました。

「お母さん、バーベルをまるで当たり前のように黙ってとってもらうのは失礼だよ。感謝の気持ちを表現しなきゃ」

そこで南アフリカ大会では、補助してくれた方にこう頼んでみたのです。

「私が〝はい〟と合図したら、補助を外してください」

すると彼は黙ってうなずいて、私の合図を見逃さないようにずっと目を見て一時も離しませんでした。そして、合図に従って絶妙なタイミングで補助を外してくれたので、私は試技に集中して優勝できました。

3回目の試技が終わってから、私は補助の方に「どうもありがとう」と感謝の気持ちを伝えました。

補助の方は、与えられた仕事をこなしているだけかもしれません。でも、それを当たり前と思って感謝の気持ちを忘れてはいけないと思うのです。

主人は私の先生
納棺のときにトレーニングウェアを着せました

私が競技として取り組んでいるのはベンチプレスだけですが、主人はベンチプレスにスクワット、地面から脚・腰や背中の力で引き上げるデッドリフトの3種目で合計挙上重量を競うパワーリフティングをやっていました。

私もスクワットとデッドリフトをやっていますが、あくまでベンチプレスの補助的なトレーニングとして取り組んでいます。

主人は最盛期にはベンチプレス70kg、スクワットとデッドリフトは、どちらも100kgを挙げていました。身長160cmちょっとで小柄だったのですが、職人でしたから筋肉質で力があったんです。世界大会には出ていませんが、国内の大会では優勝経験もあります。


そんな主人にいまから5年前、大腸がんが見つかり、手術しました。

しかし主人は「昔は人生50年といったけれど、おかげさまでオレは85歳まで生きられた。病院の先生は抗がん剤治療をすすめるけれど、もう抗がん剤の副作用は受けたくない」と拒否したのです。

そして、それからも普通の日々を送り続けました。

手術もしない、抗がん剤も飲まない。だったら、自分で免疫を高めて、がんの進行を少しでも遅らせて立ち向かう他ありません。

免疫を高めるのは何よりも食事です。そう思った私は、食事にはそれまで以上に気をつかいました。食べたいもの、好きなものを食べたほうが元気になれると思ったので、主人の大好物だったウナギを食べてもらいました。

ウナギは高いですけれど、主人も「お金は生きているうちに使うものだ」とニコニコしていましたね。

努力の甲斐は、少しはあったのではないでしょうか。手術もしないし薬も使わないのに4年間、主人は元気なときと同じように生活ができていました。

私が脳梗塞で入院したことは前述しましたが、その間、主人はひとりで自宅にいました。

主人は寂しがり屋で、ひとりではいられないタイプでした。ですから私は、病院の個室から、1日に何度も主人に電話をしました。

私が入院して8日経った日の昼間、いつものように電話をしても主人が出ません。不安になった私は病院の先生に許可をとり、看護師さんにつき添ってもらい、自宅に向かいました。

すると不安は的中。主人が床でひっくり返っていたのです。即、入院となりました。幸いにも入院して10日ほど経つと主人の病状は安定したので、その後、老人介護施設へと移りました。

少しでも安いところを探してみたのですが、空きがあるのは高いところばかり。結局、基本料金が15万円、それ以外の食事や掃除やコンシェルジェなどのサービス料を加えると、月額30万円という施設に入りました。

1泊1万円と考えるとホテル並みですね。その調子で寝たきりになったら大変でしたが、結局は介護施設に入って1か月半くらいで主人は亡くなりました。最後は、がんが肺に転移していました。

いずれそうなるだろうと覚悟はしていましたから、私は慌てませんでした。人間は生まれてくるときもひとりだし、死ぬときもひとり。それが私の考えですから。

主人を納棺するとき、係の方から「着物を着せますか？　着せるなら、お持ちになってください」といわれました。

どうしようかと私は思案しましたが、着物ではなく、試合のときに着るトレーニングウェアを着せることに決めました。元気になって、私とまた試合に出るのを楽しみに、主人がタンスにウェアを畳んで準備しているのを、私は知っていたからです。

主人には愛用のTシャツと吊《つ》りパンを着せ、シューズも履かせました。

主人は私と大会に出るのを、いつも楽しみにしていました。私も主人と大会に出るのを励みにトレーニングに取り組んでいました。

私はこの世に残り、主人は黄泉の国へと旅立ちました。それでも、私は主人と一緒にトレーニングをしている気持ちです。

だから私は、黄泉の国でもトレーニングが続けられるように、納棺のときに主人に着物ではなくトレーニングウェアを着せることにしたのです。

第5章

ボケないために私がやっていること

ベンチプレスで筋肉を鍛えると脳も元気になります

ベンチプレスは、ただ鉄の塊を挙げるだけではありません。頭を使う運動でもあるというお話はすでにしました。

だから、ベンチプレスは認知症の予防にもなるのではないか。私は秘かにそう思っています。だってトレーニングをしている仲間たちは、歳をとっても頭の回転が速いし、それは世界共通のことです。

体がいくら元気でも、認知症でボケてしまったら、仕方ありません。だから、私のベンチプレスはボケ防止の一環でもあります。

高齢者が何かのきっかけで転倒して骨折し、寝たきりになったら、認知症が一気に進んだ……。そういう話を頻繁に耳にします。私の知り合いにもいます。

トレーナーさんに話を聞くと、筋肉と脳は神経でつながっているそうです。筋肉に「動け！」という指令を出しているのは、脳です。それを仲介しているのが、神経です。私がベンチプレスを挙げるときでも、「バーベルを挙げる」という命令を出しているのは、私自身の脳なのです。

さらに情報の伝達は、脳から筋肉への一方通行ではないのだとか。筋肉のほうからも、情報は脳に伝わっています。だから、筋肉を動かしていると脳を刺激できるんですね。

寝たきりだと、筋肉はあっという間に衰えます。寝たきりで筋肉が減ると、脳に伝わる情報がそれだけ減ります。それが認知症につながってしまうのでしょう。刺激するとみるみる成長するのに、刺激がないと衰えるという点では、脳と筋肉はとても似ていますね。

私は脳梗塞で点滴治療を受けるために、12日間入院している間、体重が3kg減りました。そのうちの何割かは、筋肉だったに違いありません。

寝たままだと筋肉が減ってしまうということは知っていたので、点滴の針を腕に差したまま、私は病院中をちょこまか動きまわっていました。

それでも、やはり体重と筋肉は落ちました。退院してから体重と筋肉が元通りに戻るまでには、3か月もかかったのです。

12日間で減った体重と筋肉を元に戻すのに、3か月、つまり90日前後かかったのですから、回復には7倍以上の期間を要したことになります。

やはり日々の鍛錬というのは大事なのだということに、改めて気づかされました。

脳の活性化につなげるため新聞を毎朝読んでいます

いまの若い世代は、新聞離れが進んでいるそうですね。ニュースでもなんでもスマートフォンで見ているそうです。

私は紙の新聞を購読しています。朝、郵便受けに配達された朝刊をとりに向かいます。

そしてお茶を飲んで、梅干しをかじりながら、まずは見出しだけを最初から最後までチェックします。

見出しをチェックして面白そうな記事があったら、もう穴が開くくらい読み込みます。それが楽しみだから、新聞が休刊日だとガックリきます。

朝刊の文字量は、新書本2冊分くらいあるそうです。400字詰めの原稿用紙で、およそ450枚、18万字にもなるといいます。全部ではないにせよ、これだけ多くの活字を毎朝読んでいたら、脳の刺激にもなりますよね。

私は頭の体操だと思って、ちょっと難しそうな記事も読んでいます。

新聞だけでなく、雑誌も読みます。単行本はあまり読まなくなりましたが、雑誌はなんでも読みます。健康関連の記事は、とくに気になるので丁寧に読みます。

新聞のテレビ欄も一応は眺めて、何か面白そうな番組はないかと探します。わりと好きなのは、ミステリーものの2時間ドラマです。

「あの人が怪しい。犯人はきっと彼女だな」なんて、あれこれ想像しながら観ていると、結構な頭の体操になります。だいたい途中まで観ているうちに犯人の目星はつきますね。

あとはクラシック音楽の番組や、昭和歌謡の番組も好きでよく観ています。音楽を聴いたり、歌を歌ったりするのも、脳の刺激になってボケが防げるのではないでしょうか。

そういえば老人ホームでも、よく歌を歌っていますよね。私は死ぬまで老人ホームに入りたいとは思いませんけど、歌を歌うのは好きです。

1日の終わりに反省するのが長年の習慣になっています

私は夜眠りにつく前、その日の出来事を振り返ります。これも、母親から躾られた娘時代からの習慣です。

朝起きたときに考えていたことを思い出すところからスタートします。

私はベッドから起き上がる前に、寝床で両脚を屈伸運動してほぐしています。その屈伸をしながら、「今日はあれとこれをやろう」と、その日にやるべきことを頭の中でリストアップするんです。

リストアップするのは、できるだけ楽しいこと。誰でも学生時代の遠足や修学旅行の前夜は、ワクワクして眠れないですよね。

いくつになっても、楽しいことをやろうと考えるだけで、脳は活性化されるのではないかと思っています。

ただし、朝の予定が毎日100％こなせるとは限りません。むしろ、完全にこなせる日は少ないです。

だから「今朝やろうと決めたのにあれをすっかり忘れていた。明日の朝になったら、また思い出して明日こそやってしまおう」と反省するのです。

反省するといっても、別にクヨクヨするわけではありません。今日できなかったら、明日やればいいだけ。何があっても、明日になれば太陽がまた東からのぼり、朝日を浴びると元気になって、やる気が出てくるものです。

こうして1日を振り返っていると、自分の衰えにも早めに気づきます。私の場合、肉体的な衰えよりも、精神的な衰えに気づくことが多いです。

たとえば、これまでなら、思いついたらすぐに行動に移すだけの気力があったのに、最近では腰を上げるまでにひと呼吸あったりします。

お友達にそう打ち明けると、「歳なんだからしょうがないじゃない。若いときと同じようにできないのは、当たり前のことよ」と諭されますが、私はそうは思いません。やはり、歳のせいにして諦めるのは性に合わないんです。

ですから、毎晩反省しながら、筋力だけではなく気力も衰えないように、毎日気をつけてすごすようにしています。

会話が少ないとボケやすい　息子との電話は英語で話しています

海外生活が長い息子は、ちょくちょく様子伺いの電話をかけてきてくれます。主人が亡くなってからは、以前にも増して電話をしてくれるようになりました。平均すると、週に1、2回は電話で話しています。きっと、ひとり暮らしになった私のことが心配なんでしょうね。

息子が確認するのは、やはり食事です。

「お母さん、ちゃんと食べている？」

「はい、ちゃんと食べているよ」

そんな私の返事を聞くと、次はこんな質問をしてきます。

「お母さん、ご近所さんやお友達と今日は何か話した？　会話をしないと、脳がどんどん退化するんだからね」

息子がいうには、ひとり暮らしで会話が少ないと認知症になりやすいのだそうです。そして、次のような説明をしてくれます。

「人と人が会話をするとき、自分が何を話すかを考えて、それから相手の話を聞いてそれに反応するでしょ。こういうコミュニケーションを交わしていると、脳が自然に鍛えられるんだよ。人間の脳は、コミュニケーションのために進化したという説もあるくらいだからね。逆にひとり暮らしでコミュニケーションが少ないと、脳が退化しちゃうんだ」

息子のいいつけを守り、私はできるだけ知人と話すようにしています。毎週2回は必ずジムに行きますから、そこでたくさん話しますけどね。

人と会話を交わしていると、私には毎回のように新しい発見があります。仮に10人と話すとするなら、そのうち2、3人からは「そういうことだったんだ！」という発見が得られるのです。

発見といっても、大げさなものじゃありません。ほんの些細なことです。

たとえば、身近な料理の話なんかがそうです。肉じゃがや厚焼き卵のレシピでも、「そういうつくり方もあるのね」と感心させられることがあります。私は割合素直なほうだと思っていますから、小さな発見にもいちいち感動しちゃいます。

いくつになっても、知っていることよりも、知らないことのほうが多いものです。好奇心を抱いて謙虚に人の話に耳を傾けていると、新鮮な刺激が脳に伝わってきます。だから、うちに引きこもってテレビばかり観ていないで、外に出てたくさんの人と話してみたらいいと私は考えています。

実は、息子との電話での会話は、全部英語です。込み入った話は日本語になるケースもありますが、息子のほうは常に英語で話しかけてきます。

後述するように、息子はアメリカの大学を出ていますし、アメリカ軍の仕事をしていますから、英語はネイティブ並みに流暢です。

私はそこまで流暢ではありませんが、日常会話はこなせます。36歳から13

年間、神奈川・座間のアメリカ軍キャンプで働いていたからです。

息子があえて英語で話しかけてくるのは、ボケてほしくないからでしょう。たしかに英語で話すのは、日本語以上に頭を使います。

私の娘時代は戦時中でしたら、敵国アメリカの言葉である英語は敵性語で勉強してはいけないとされていました。それでも英語の先生だけは、「世界を征服するのは、日本語ではなく英語だ」とこっそりいっていましたけど、当時そんなことを公衆の面前でいったら間違いなく国賊扱いでした。


私は、ふとしたきっかけで座間のキャンプで働くことになりました。キャンプで仕事をしている知人から「奥村さん、欠員が出たんだけど、キャンプで働かない？　お給料もいいし、年金だってつくから」と思わぬ誘いを受けたのです。

私は「英語のエの字もわからないからダメよ」と断りました。

するとその知人は「できるかできないか、やってみなきゃわからないでしょ。やりもしないのに、できないと決めつけるの？」といってくれました。

125ページでは、「なんでも、やるか、やらないかだけ。年齢をいい訳にして何も試さないのはもったいない」なんて大風呂敷を広げましたが、昔は私も食わず嫌いならぬ、やらず嫌いの側面があったのです。

その知人の答えを聞いて私はパッと目が覚めて「よし、やるだけやってみよう」と思いました。要は根っからの負けず嫌いなんですよね。

職場はアメリカ陸軍の司令部。そこで軍人が母国から持ってきた自動車の保険登録などの業務を任されたのです。言葉が通じないと仕事になりませんから、必死になって仕事を覚えようとしているうちに、いつの間にか日常会話程度なら話せるようになりました。

3年目には昇進試験を受けて合格したんです！

息子が英語で話しかけるのは、せっかく覚えた英語を忘れてほしくないという思いもあるのでしょう。英語力も筋力と同じで、長年使わないと衰えてしまいますから。

私は、2020年の東京オリンピック・パラリンピックで、聖火ランナーになるだけではなく、通訳のボランティアとして働きたいと願っています。近所にある鹿島アントラーズの本拠地・茨城カシマスタジアムがサッカー競技会場になったので、英語のボランティアが必要らしいのです。

ボランティアを募集する茨城県には、すでに希望は伝えてあります。それまで息子との会話で、英語を忘れないようにしておきます。

こういう事情なので、私が「オレオレ詐欺」にひっかかる可能性はゼロです。息子との会話は基本的に英語なのですから、「お母さん、オレだけど」と日本語で電話がかかってきたとしたら、その時点ですぐさま詐欺の電話だとわかりますからね。

ベンチの国際大会では現地の人とも積極的に会話します

歳をとると、旅行に行くのが億劫になる人も多いようです。私のお友達にも、若いときはあちこち旅行をしていたのに、高齢になって足腰が衰えると、途端に出不精になってしまう方も少なくありません。

私は幸いにも足腰は丈夫ですし、ベンチプレスの世界大会のために、年に一度は海外に出ています。それも、ボケ防止には役立っているのではないかしら。

私は海外では現地の人と積極的にコミュニケーションをとるように心がけています。そうすると英語を忘れないし、脳の刺激にもなります。

2018年に南アフリカで行われたベンチプレスの世界大会では、こんなことがありました。

宿泊していたホテルの朝ご飯は、ブッフェ形式で好きなものを自分の皿にとり分けるシステムになっていました。ただ卵料理だけは、フライパンの前にいるコックさんに、こちらの希望を伝えて好きなスタイルでつくってもらう形式でした。

そのホテルの卵料理担当のコックさんは、男性でした。

「おはよう、今日も元気？」

「元気だよ、卵、今日はどうする？」

「2個、両面とも焼いて目玉焼きにしてくれる？」

滞在中、そのコックさんと私は、英語でそんなやりとりをしていました。

帰国する前日の朝、彼に「美味しい卵料理をありがとう。私は明日帰ります」と伝えたら、彼は「何時にホテルを出るの？」と聞いてきました。

私が「朝6時よ」と伝えると、わざわざホテルの玄関まで見送りにきてくれました。心と心が通った気がして、本当に嬉しかったですね。


私が泊まった部屋を掃除してくれていたハウスキーパーのおばさんとも、毎朝挨拶をして英語で会話を交わしていたら、彼女はわざわざ時間をつくって試合会場まで足を運んで応援にきてくれました。

その彼女も、私がホテルを出発する朝、玄関まで見送りにきてくれて「これからもケガをしないで、元気に日本まで帰ってね」といってハグしてくれました。

こういうコミュニケーションが交わせるのは幸せなことです。英語を身につけていて、よかったと思います。

ひとり暮らしをするには周囲との絆が大切です

主人が亡くなって悲しい思いをしましたが、いつまでも悲しんでばかりはいられません。だってせっかく授かった命ですから、1日でも長く人生を謳歌したい。そのためには悲しんでいる時間はありません。

前述したように、1945年5月29日、地元の横浜がアメリカ軍の空襲を受けて焼け野原になりました。

真っ暗な状況で、私たちは機銃掃射まで受けました。真っ暗だし、どこにも逃げ場がないから、あのとき死んでしまってもおかしくなかったでしょう。その夜、横浜の大空襲では、およそ1万人もの方々が焼夷弾などで命を落としています。

私の同級生も何人か犠牲になりました。機銃掃射を受けて命は助かったものの、その傷がもとで骨盤が大きくならず、子どもが生めない体になってしまったお友達もいます。

私は幸運にも五体満足で生き延びて、息子まで授かったのですから、主人の分まで1日でも元気に長生きしたいと思っています。

主人が亡くなってしばらくして、私を心配した息子から「お母さん、これからどうする?」と声をかけられました。

そのとき、私は迷わずこう答えました。

「お父さんとの思い出が詰まったこの場所で、ひとりで暮らしていくよ」

私は自由に自分の暮らしを楽しみたい。老人ホームに入居して、上げ膳据え膳だとラクかもしれませんが、食事の時間を他人に決められるのは真っ平ごめんです。それに上げ膳据え膳をやっていたら、筋力も体力も落ちて、自分のことを自分でできなくなりそう。

だから、体が動くうちは、自分の面倒は自分で見ると決めています。

ひとり暮らしで心配なのは火事ですが、幸い自宅は数年前にオール電化にしています。給湯器が壊れたタイミングで、将来火事を出したら大変だからと、先を見越して電気にしておいたのです。

私のような年寄りがひとり暮らしをしていると、ありがたいことに1か月に1回くらいのペースで行政の見まわりがやってきてくれます。

先日、その方が「奥村さん、非常ベルをとりつけましょうか?」といってきました。「何それ?」と聞いてみると、具合が悪くなったときにベルを押すと、どこかに通報される仕組みになっているらしいです。

私は「要らないわ」とお断りしました。

「本当に調子が悪くなったら、ベルを押すところまで行けないでしょ。ベルが押せるところまで行けるくらいなら、ベルは要りませんよね」

そう理由を説明すると、苦笑いされました。年寄りの屁理屈かもしれませんが、私は実感としてそう思うのです。

ご近所の派出所のお巡りさんも、たまに顔を出してくださいます。

「奥村さん、元気ですか?」と声をかけてくださるので、「はい、元気よ。まだ孤独死していないから大丈夫よ」と答えます。


最近はこんな〝事件〟がありました。

2018年のベンチプレスの南アフリカ大会が想像以上に過酷で(157ページ参照)、帰国後に疲れ切って体調が悪くなり、さすがの私もしばらくダウンしていました。

私はうちにいるときは、換気のために必ずお風呂場の窓を開けておきます。

ところが、自宅に帰っているはずなのに、お風呂場の窓が開かないことをお隣さんが不審に思い、お巡りさんに「ちょっと見てきて！」と頼んでくださいました。

「奥村さん、大丈夫ですか？」とお巡りさんがうちに駆けつけたとき、私はいい気持ちで大の字になって寝ていました。それでも周囲がこういう気づかいをしてくれるのは、ありがたいことだと感謝しています。

地域との温かい絆を保っておくのは、会話のチャンスも増えますし、私のような年寄りがボケないでひとり暮らししていくうえでは、重要なポイントではないでしょうか。

医師へ積極的に質問して自分自身で健康を守ります

私にはかかりつけのお医者さんがいます。3か月に一度定期的な血液検査、ベンチプレスの世界大会前には、1年に1回の精密検査をお願いしています。

その病院に行くと、待合室には車椅子に乗って家族から押してもらったり、杖をついてようやく歩いたりしている高齢者がたくさんいます。おそらくその大半は、私よりも年下ではないかと思います。

その光景を目にするたびに私は、「この人たち、認知症は大丈夫なんだろうか?」と他人事ながら心配になってしまいます。

お友達に、私はいつも「どこどこが悪いから、先生、薬を下さいというつき合い方をしてはダメよ」と口を酸っぱくしていっています。

病気を治すのは、お医者さんでも薬でもありません。他ならぬ自分自身なのです。少なくとも糖尿病や心臓病といった病気は、生活習慣病です。日常の生活習慣を自らが見直さなかったら、治る病気も治りません。

食事はいつも外食か、黒焦げの揚げ物だらけのお総菜、ご近所に行くのにもタクシーを使い、運動はほとんどゼロ……。そんな暮らしをしていたら、いくら薬を飲んでも生活習慣病は治りません。

幸いにも私の血液検査の結果は、ほぼ100点満点です。いまだに、どこも引っかかるところはありません。

「先生、私の生活でどこか直したほうがいいところがありますか？」と尋ねると、先生は「奥村さんの生活はいまのままで大丈夫です。僕から何もいうことはありません」とおっしゃってくださいます。

病気やケガを治すのは本人であり、お医者さんはあくまで相談者です。前述のように、50歳で膝を悪くしたときに診てもらった整形外科のお医者とも、そういうおつき合いができたので、太ももの筋肉を鍛えて膝の痛みから解放されました。

健康診断をしてもらい、どこか悪いところが見つかったら、それをよい方向へかえるために一体何をするべきなのかのアドバイスをもらいます。そのアドバイスをもとにして、食事や運動といった生活習慣をしっかり正していけば、ボケの予防にもつながると私は信じています。

かかりつけ医と定期的にコミュニケーションを交わしていれば、それ自体が脳の活性化になるのではないでしょうか。疑問に思うことがあったら、遠慮せずにかかりつけ医に質問すればいいのです。

いつでもどこでもひとり息子が私を見守ってくれています

ここで私がボケないように、いつも見守ってくれている息子の話をさせてください。母親の私がいうのもなんですが、息子はちょっとかわったところがあります。

息子は地元の高校を出てから、アメリカのメリーランド大学へ留学しました。それには、次のような経緯がありました。

高校受験の前、同級生たちがこぞって塾に通い始めた頃、「みんなは塾に行っているけど、あんた、どうして行かないの？」と聞いたら、「お母さん、みんなが死ぬといい出したら、僕も死なないといけないの？　塾に通うのは、他人の力を借りて勉強するということでしょ。それでは自力はつかない。勉強というのは、自分ひとりでやらないと、本当の力はつかないんだよ」とたしなめられました。

その後、そろそろ大学受験という時期になり、こういい出したのです。

「高校までは親のお金で行かせてもらったけれど、大学は親にお金を出してもらって行くところではないと僕は思う。むしろ、お金をもらっていくところだよ」

つまり、奨学金で大学に行くといい出したのです。

自分のお腹を痛めた子どもですが、私はひとりの人間として息子を尊重しています。だから息子のやりたいようにやらせています。このときも反対はしませんでした。

たぶん私が反対したとしても、息子は自分のやりたい道に進んだでしょう。息子は防衛大学校を受けて合格しました。防衛大学校に合格すると、学生ではなく「特別職国家公務員」という扱いになります。受験にかかる費用も無料で、学費も無料。それどころか、給与と期末手当まで出ます。

ところが、息子にとって防衛大学校は、いわば滑り止めだったようです。内心は秘かにアメリカの大学に奨学金をもらって留学したいと考えていたのでしょう。そしてメリーランド大学に合格。アメリカの奨学金は、日本と違って返済の必要がありませんから、親のお金はビタ一文使っていません。

この有言実行ぶりは、我が子ながら立派だと感心しています。

メリーランド大学では「生化学」を学び、大学院まで進みました。その間、私と主人は1年に1回、息子のもとを訪ねました。息子は忙しい学業の合間をぬって、フォーコーナーズ（4つの州が接するアメリカ西部の名所）などいろいろな場所を案内してくれました。

その後、カリフォルニア大学に移り、さらに勉強を続けました。

息子はいまから6年ほど前に結婚しました。

私が「まだ結婚しないの？」と聞くたびに、「お母さん、結婚だけが人生ではないでしょ」と叱られていましたが、とうとう結婚したのです。

お相手は、ミャンマーの出身。息子と同じようにアメリカの大学に留学していた方です。

ふたりが知り合ったのは、２００４年のスマトラ島沖地震のときだったそうです。津波で甚大な被害が出てしまった地域に、ふたりともアメリカからボランティア活動のために渡り、現地で知り合って仲よくなったようです。

奥さんはミャンマーの名部族の出身。部族長の娘さんなので、大学卒業後はミャンマーに戻っています。細かい事情は私にもわかりませんが、そういうしきたりなのでしょう。息子はそれを理解したうえで結婚しているのですから、それ以上、親がとやかくいう筋合いはありません。

息子の奥さんは、気持ちがとても温かい方です。私にも電話をよくかけてきます。そのたびに「お母さん、元気ですか？」と心配してくれます。私たちの会話は英語です。

息子夫婦には、子どもはいません。

「子どもはつくらないの？」

あるとき私が聞いたら、息子はこう答えました。

「お母さん、僕は子どもはつくらないよ。なぜだかわかる？」

「そんなこと、お母さんにわかるわけがないじゃない」と答えると、息子は子どもをつくらない理由を教えてくれました。

「お母さんは、僕を産んで大切に育ててくれたでしょ。その間、ずっといちばん近くで可愛がってくれたよね。僕も子どもをつくったら、同じようにいつも子どものいちばん近くにいて可愛がりたいと思うよ。でも、それでは仕事と研究が疎かになってしまうから、僕は自分の子どもはつくらないと決めたんだよ」

自分の子どもは持たないと誓った息子ですが、実は養子がふたりいます。ボランティア活動で訪れた島で、息子は両親を亡くした幼い兄弟に出会いました。「これから、ふたりはどうなる?」と息子が尋ねると、どういう間柄かはわかりませんが、後見人風の男から「もう売るしかないね」という冷徹な答えが返ってきたそうです。

息子はその言葉に心底ビックリして兄弟を引き取り、結婚する前に自分の籍に養子として入れてしまいました。

その話を息子から聞かされたとき、私は思わず尋ねました、

「あんた、他人の子どもを育てられるの?」

すると息子は、「お母さん、犬や猫の子どもじゃないんだよ。人間の子どもを売るなんて僕には到底考えられない。それを聞いてしまった以上、誰かが引き取って育ててあげないといけない。だから僕が引き取ることにしたん

だ」と答えました。

とはいえ、やはり仕事と研究以外に息子は時間が割けないらしく、養子のふたりは、いまミャンマーの奥さんのところで暮らしています。

上の子どもは高校で勉強しています。下の子どもはあまり勉強が得意ではなかったので、お寺に預けているそうです。ミャンマーは仏教国ですから、お寺で修行してお坊さんになると、一生食べるのに困らないと聞きます。

息子はアメリカ軍のために働いていて、国内外を点々とする生活を送っています。日本では山口県岩国、青森県三沢、沖縄のアメリカ軍基地で働いており、海外では韓国、ドイツ、中東の基地でも働いているようです。

でも、定年を迎えたら、ミャンマーに腰を据えて、現地の人たちの生活を豊かにするためのビジネスを考えているようです。そのために現在は、経済学の博士号をとるために勉強に励んでいます。誰に似たのか、よほど勉強が好きなんですね。

「僕がミャンマーに定住したら、お母さんもきてちょうだい」といってくれますが、私は「虫が苦手だから、東南アジアには住めないわよ」と半分冗談で答えています。

手書きの手紙やワープロ操作も脳を活性化してくれます

私は自分で秘かに決めていることがあります。何か頂き物をしたら、お礼状を書くという決め事です。

電話で話すのも脳の刺激につながりますが、手先でペンを走らせるのも脳の活性化に役立つのではないでしょうか。

それから、私はワープロで文章を書いています。アメリカ軍のキャンプにいた時代にタイプライターの打ち方を覚えたので、ワープロも同じように使いこなせます。いまの人ならパソコンでしょうが、私はワープロなんです。

ワープロも手先を動かします。それにあれこれと文面を考えていると頭を使うから、ボケの予防になるかもしれない。そう思ってワープロに向かっています。

主人が亡くなってから、主人への手紙という形で文章を綴るようになりました。ワープロを打っているうちに、主人との懐かしい思い出がありありと蘇ってきます。それが脳の活性化にもつながるのだとしたら一石二鳥です。

主人は本当に優しい人でした。私が自動車で出かけようとすると、すぐに家の中から飛んで出てきて、道路を右見て左見て確認して、「ＯＫ！」とサインを出してくれました。

帰りは事前に「いまから戻るよ」と連絡を入れておくと、車庫のシャッターを開けて待ってくれていました。そういう気持ちの優しさがあったのです。もう一度生まれ変わるとしても、私は主人と出会ってまた結婚したいと思っています。

ちょっと恥ずかしいのですが、主人が亡くなって1年目にワープロで書いた手紙を本書の最後に記したいと思います。

愛しの君、肇君え〜別れて一年間の報告
肇君と別れて早いもので一年になりますね。先日の命日に、ジムの会長さんから、立派なお花が贈られてきました。忘れないでいてくださって、嬉しいですね。肇君はみんなから愛されて、本当に幸せな人です。

黄泉の国の住み心地はいかがですか？

いつもひとりでいるのが嫌で、寂しがり屋の肇君。私だって寂しくないと言ったら、嘘になります。だって結婚以来、朝起きてから寝るまで、くだらない話をしたり、買い物をしたり、トレーニングをしたり、まるで金魚の糞のようにふたりはいつも一緒でしたからね。でも、肇君、寂しいからといってまだ迎えに来ないでね。

肇君が最後に私にこう言ってくれたでしょ。

「お前はこれまで目標を持って練習を頑張ってきたのだから、ケガをしないで自分の目標をやり遂げること。それは約束だよ」

神様が私に命を何歳まで授けてくださったのか。それはわかりません。でも、最期の日がやって来るまで、肇君との約束を守りたいと思っています。だからまだ迎えに来ないでほしいのです。

肇君は仕事をやめてから私の家事をずいぶん手伝ってくれました。食事の片づけは、すっかり肇君の担当になりましたね。

肇君のおかげで、私はゴミの分別をしたことがありませんでした。だから肇君がいなくなっていちばん困ったのが、ゴミを分別して週3回捨てに行くこと。一年経ってようやく慣れてきましたが、それでも雨の日はめげてしまいます。

肇君がいなくなってから、初めの3か月はいろいろと大変でした。ふたりでいるときと変わらないように何もかもやろうと頑張りすぎて、自分自身でおかしくなるのではないかと不安に思ったときもあります。でも、周囲の人たちが「以前と同じようにする必要はないよ」「ひとりなら、ひとりなりの暮らしでいいと気楽に考えて」と励ましてくれました。そう言われて吹っ切れて3か月がすぎ、一年がすぎていきました。

肇君、黄泉の国でもトレーニングをしていますか？

肇君には結局言い出せなかったけれど、お医者さんは2月頃には「4月まで持てばいい方だろう」とおっしゃっていました。貴方に伝えると気落ちするだろうと思い、先生の言葉は私の胸の奥に仕舞っておきました。

だから肇君が「回復して秋になったら、お前とどこかの大会に一緒に出たいな」と誘ってくれたとき、私はドキリとしました。

貴方はタンスのなかに、私と試合に出るときのためのシャツをちゃんと準備していましたね。それを見て私は胸が痛くなり、涙が出てきました。

本当は余命を知らせた方がよかったのではないだろうか。いまでもそう思います。これは私がこの先、生きている限り、どこにいてもついてまわる疑問でしょう。

貴方の望みを知っていたから、亡くなって納棺するときにタンスに入っていたシャツを着せて差し上げました。黄泉の国でも、いつでも試合に出られるように。


いまから6年ほど前、実業団の試合に出た際、とある役員さんから「奥村さんなら、世界大会に出ても優勝できる」と思わぬ言葉をかけられました。

私はすっかりその気になり、貴方に恐る恐るその話をしました。

「お金がかかるからダメ」と否定されるかと思っていたら、貴方は「誰でも行けるものではない。もしも代表に選ばれて行けるなら、ぜひ挑戦してみなさい」と私の背中を押してくれました。嬉しかった。

それから6年が経ち、これまで世界大会に5回参加しましたよ。5回目の南アフリカ大会はこれまでにない過酷な戦いでしたが、おかげさまで4個目の金メダルを獲ることができました。これも肇君が黄泉の国から応援してくれていたからかなあ。

過酷な大会でしたが、嬉しい出来事もありました。

5年前、チェコで開かれた世界大会に私が初めて参加した際、対戦したチェコ人の女性がエントリー表に私の名前を発見して、プレゼントを持ってきてくれたのです。2年前のデンマークでの世界大会にもプレゼントを持って来てくれていたようですが、そのとき私は脳梗塞で出られなかったのです。

2年越しの思わぬプレゼントをもらい、私は彼女とハグをしました。

彼女からのプレゼントは、手づくりのペンダントと私の似顔絵でした。突然の贈り物でお返しするものが何も手元になかったので、自分が着けていた私の誕生石が入ったイアリングを差し上げました。

「これを正子だと思って大事にする」

お返しのイアリングを着けて彼女はそう言ってくれました。

肇君、スポーツの友達って素晴らしいと思いませんか？

２０１９年の世界大会は日本・東京で行われます。私が彼女を誘ったら、「チェコからはとても遠いし、飛行機代もかかるから、残念ながら日本には行けそうもない」と悲しそうな顔をしました。

その次の２０２０年は、またチェコでの開催が決まっています。彼女は「再来年、正子がチェコに来て。初めて出会った街でまた戦いましょう」と誘ってくれました。

２０２０年、私は90歳になっています。世界大会のミスター・スミス会長は、「正子、飛行機に乗るのに年齢制限はない。いくつになっても飛行機には乗れるでしょ」とおっしゃっています。でも、その日まで健康でベンチプレスが続けられているか、私には想像ができません。

私の周囲のお友達は最近、「いまは人生１００年時代。ここまで頑張ってきたのだから、１００歳までベンチプレスを頑張れ」と言ってくれます。それが実現できたら、最高の人生の終わり方ができる。そう思いませんか？

肇君は亡くなる寸前、「お前と一緒になれて幸せだった。ありがとう」と言ってくれましたね。

私はまさかそんな嬉しい言葉をもらうとは思いもよりませんでした。嬉しかった。どんな高価な宝石よりも、価値のある贈り物でした。ありがとう。

この言葉は生涯忘れません。この言葉を糧にして、私は命が続く限り、精一杯頑張り続けようと思っています。

愛しの肇君

本書の印税の一部は寄付させて頂きます。

［著者］
奥村正子（おくむら・まさこ）
1930（昭和5）年7月7日横浜生まれ。世界マスターズベンチプレス選手権大会で4回優勝の現役最高齢女子ベンチプレス選手。戦中戦後に育ち、これといったスポーツの経験はなく、主婦となり、息子を育て上げる。あることをきっかけに72歳にしてジム通いを始め、ベンチプレスと出合う。最初は2kgのダンベルをやっと持てるくらいだったが、10年間トレーニングを続け、2013年にチェコで行われた世界大会に出場し優勝。その後、イギリス、アメリカでの世界大会も制して３連覇を果たす。2018年、南アフリカでの世界大会を制覇して4つ目の金メダルを獲得。2019年5月、日本で開催される世界大会で５つ目の金メダルを狙う。「やってやれないことはない」が信条。

すごい90歳

2019年5月22日　第1刷発行

著　者――奥村正子
発行所――ダイヤモンド社
〒150-8409　東京都渋谷区神宮前6-12-17
http://www.diamond.co.jp/
電話／03-5778-7227（編集）　03·5778·7240（販売）
デザイン――金井久幸（TwoThree）
DTP――――TwoThree
編集協力――井上健二
写真――――北山宏一
イラスト――堀江篤史
校正――――鷗来堂
製作進行――ダイヤモンド・グラフィック社
印刷――――信毎書籍印刷（本文）・加藤文明社（カバー）
製本――――川島製本所
編集担当――斎藤順

ISBN 978-4-478-10650-1